AF396859

Dr Marcel FOURGOUS

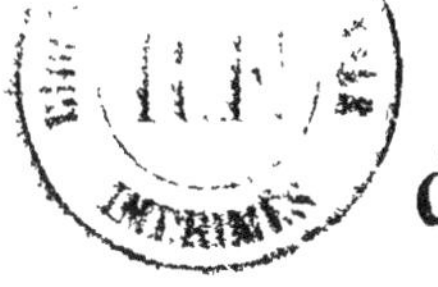

Le

# Pneumothorax artificiel

## dans le traitement

## de la tuberculose pulmonaire

= Indications = Accidents =

Techniques opératoires

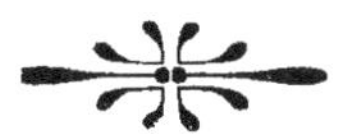

PARIS

G. STEINHEIL, Éditeur

2, rue Casimir-Delavigne, 2

1910

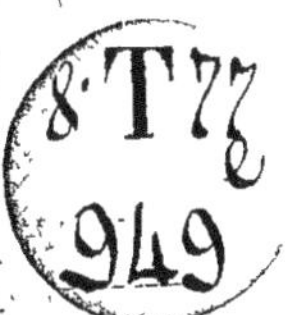

Dr Marcel FOURGOUS

Le

# Pneumothorax artificiel

## dans le traitement

## de la tuberculose pulmonaire

= Indications = Accidents =

Techniques opératoires

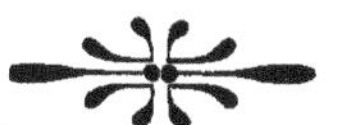

PARIS

G. STEINHEIL, Éditeur

2, rue Casimir-Delavigne, 2

1910

A LA MÉMOIRE DE MON ARRIÈRE-GRAND-PÈRE

Le Docteur PEGHOUX

PROFESSEUR A L'ÉCOLE D'ACCOUCHEMENT
ET MÉDECIN DE L'HOTEL-DIEU DE CLERMONT-FERRAND


A MON PÈRE ET A MA MÈRE

A MON PRÉSIDENT DE THÈSE

M. le Professeur ROBIN

MÉDECIN DE L'HOPITAL BEAUJON
MEMBRE DE L'ACADÉMIE DE MÉDECINE
COMMANDEUR DE LA LÉGION D'HONNEUR

A MES MAITRES DE L'ÉCOLE DE MÉDECINE
DE CLERMONT-FERRAND

MM. les Professeurs Bousquet, du Cazal, Dionis du
Séjour, Buy, Argaud, Piollet, Billard.


A MES MAITRES
DANS LES HOPITAUX DE PARIS

MM. les Professeurs Le Dentu, Landouzy, Pozzi, Pinard.
MM. les Docteurs Richardière, Thibierge, Mathieu,
Jayle.


A MON AMI

le Docteur DUBALLEN

**Médecin-Assistant du Sanatorium Villemin**

*Qui a bien voulu nous guider
dans le cours de ce travail.*

# INTRODUCTION

Le traitement de la tuberculose pulmonaire par un pneumothorax produit artificiellement prévu par Potain en 1888, était à peu près inconnu en France, lorsqu'en 1908 parut la thèse de Dessirier (de Lyon). Elle avait été précédée en 1903 par une très courte communication de Stuart Didey (de Montreux), sur le traitement de la tuberculose pulmonaire par la compression du poumon. Mais elle était tombée dans l'oubli.

En France, Dessirier reprit la question et montra, traitant en parallèle le pneumothorax spontané favorable et le pneumothorax artificiel thérapeutique, le parti· qu'à l'étranger on tirait de cette méthode.

Puis, c'est un article de Dumarest dans le *Bulletin médical* qui vient apporter les premiers faits cliniques personnels à l'appui de sa thèse.

Enfin ce sont les articles de Lenormand et Lew en 1909, la monographie de Tuffier et Martin en 1910.

Tout dernièrement à la société médical des Hôpitaux, le D\u1d63 Küss publiait les premiers résultats qu'il avait obtenu au sanatorium Villemin à Anjicourt.

Comment expliquer la défaveur et même l'hostilité dont était entourée en France le pneumothorax thérapeutique, lorsque à l'étranger celui-ci jouissait d'une grande vogue et que la publication de multiples et heureuses tentatives nous en conseillaient l'emploi? Nous l'ignorons.

Quoiqu'il en soit, depuis 1882, date des premières publications de Forlanini, de nombreux auteurs italiens avec Bianchi, Riva, Rocci, des auteurs allemands et suisses Brauer, Spengler, Schmidt, Lexer, Pigger, von Muralt, des auteurs américains avec Murphy, Lemke et Schell en firent usage, parfois avec succès.

Mais, au début d'indications mal ou insuffisamment posées, d'une technique hasardeuse, beaucoup des auteurs n'obtinrent avec le pneumothorax thérapeutique que des résultats médiocres et l'abandonnèrent. Cet abandon, loin de lui nuire, fut au contraire le point de départ d'une étude prudente et scientifique sur les indications et les procédés qui devaient bientôt fournir de si heureux résultats.

Depuis 1904, Brauer, Spengler et les médecins suisses reprirent la méthode de Murphy. Forlanini, Saugmann et Würtzen nous fournirent tour à tour leurs travaux sur ce sujet.

Sur les conseils de notre maître le Dr Florand qui nous mis en relation avec le Dr Küss, médecin chef du sanatorium Villemin à Angicourt, nous nous sommes occupés d'étudier la question. Celui-ci avait justement en traitement plusieurs malades auquels il appliquait une technique légèrement modifiée suivant celle de ses devanciers et dont il tirait un parti excellent. En effet, les auteurs d'accord sur les indications que l'on reconnaît à l'emploi du pneumothorax artificiel diffèrent cependant par leur technique opératoire. Celle-ci joue un rôle de première importance comme on pourra s'en rendre compte par les accidents graves auxquels elle peut donner lieu et que nous exposons tout d'abord.

Ensuite nous avons rassemblés ici les diverses techniques exposées le plus intégralement possible sans toutefois donner à cette modeste étude de trop longues proportions. Le lecteur pourra ainsi se rendre compte par lui-même du procédé auquel vont ses préférences. Mais il nous a paru indispensable avant de commencer cette étude de rappeler le but et les indications du pneumothorax artificiel. C'est ce que nous allons faire dans les quelques pages du début.

# CHAPITRE PREMIER

## LE PNEUMOTHORAX ARTIFICIEL

Son but. — Ses indications. — Accidents opératoires.

### § I. — But du pneumothorax artificiel.

On sait que toutes les fois qu'il y a épanchement d'air ou de gaz à l'intérieur de la cavité pleurale, il y a formation d'un pneumothorax. La formation du pneumothorax est immédiatement suivie de la rétraction pulmonaire. Le poumon, si la plèvre est restée saine, se retire en masse vers le hile et est réduit à un moignon accolé à la colonne vertébrale. Il est atélectasié. Sa fonction respiratoire est abolie. Toutefois sa nutrition est assurée et subsiste, quoique les apports sanguins et lymphatiques soient considérablement diminués, du fait de la réduction de volume de l'organe.

La méthode du pneumothorax poursuit la guérison de la tuberculose pulmonaire avancée par la production artificielle de ce que nous considérons comme un accident grave, lorsque le pneumotorax est produit spontanément.

Moins brutal que le pneumothorax spontané, le pneumothorax formé artificiellement reste sous la dépendance de l'opérateur qui produit à son gré le simple collapsus de l'organe ou sa compression.

Sous l'effet de cette thérapeutique, des modifications ne

tardent pas à se produire *localement* et sur *l'état général*.

Localement, l'expectoration, augmentée tout d'abord, diminue rapidement, pour devenir à peu près nulle, les fibres élastiques et les bacilles disparaissent des crachats, enfin les signes cliniques de tuberculose s'effacent progressivement. Signalons enfin les heureux résultats obtenus contre les hémoptisies.

L'état général se relève rapidement, le poids augmente, la fièvre tombe, la plupart du temps avec une grande rapidité et le malade éprouve un bien-être général qu'il ne lui avait pas été donné depuis fort longtemps de ressentir. « Les malades, dit Spengler, deviennent gais, et mènent la vie de gens bien portants. Il est souvent difficile de leur rappeler constamment que malgré tout le bien-être que le traitement leur a apporté, ils conservent dans leur poitrine des lésions tuberculeuses. »

Toutefois les résultats constatés en clinique ne sont pas les seuls et l'anatomie pathologique est venue pleinement les confirmer.

Forlanini qui possède de nombreuses coupes microscopiques à l'appui de sa méthode, a examiné des poumons qui avaient été soumis à ce traitement, et déclare « qu'au niveau de lésions anciennes vérifiées, se trouvaient des amas de faisceaux conjonctifs compactes et qu'en aucun point on ne pouvait trouver traces de tuberculose en activité ». Saugmann, Brauer et Groetz nous ont fourni de semblables témoignages. Comment expliquer ces résultats ?

On peut en donner les raisons suivantes (1) : « La com-

(1) Dessirier, Thèse de Lyon, 1908.

pression s'exerce : 1° sur le tissu pulmonaire pour l'anémier et y gêner la circulation sanguine ; or, on sait que l'anémie d'un organe quelconque est une condition défavorable au développement d'une lésion pathologique ;

« 2° Sur les cavernes déjà formées pour favoriser l'évacuation de leur contenu, les accoler et en amener la cicatrisation ;

« 3° Sur les tubercules non encore ramollis pour empêcher leur extension, leur caséification et parfois amener la transformation crétacée de leur contenu ;

« 4° Sur le poumon tout entier pour empêcher l'accès de l'air dans les ramifications bronchiques et mettre l'organe entier en état de repos. »

### § 2. — **Indications et contre-indications.**

De l'énoncé même de ces propositions, il ressort évidemment que la méthode du pneumothorax ne s'adresse pas à tous les genres et à tous les degrés de tuberculose pulmonaire.

Il est de toute importance de pratiquer avant toute intervention un examen soigneux et approfondi du malade si l'on veut obtenir un bon résultat et ne pas voir surgir en pleine intervention de grosses difficultés opératoires qui pourraient mettre parfois en danger la vie du malade.

Jusqu'à présent, hormis les américains Murphy et Lemke qui avaient traité des tuberculoses au début, les auteurs n'ont pratiqué le pneumothorax artificiel que sur des malades qui présentaient des lésions caséeuses étendues et graves. Mais c'est justement chez ceux-ci que nous trouverons le plus rarement des *lésions unilatérales* et une *plèvre saine*. L'on comprend combien il est important d'être renseigné sur ces deux points avant de pratiquer un pneumothorax. C'est donc dans cet ordre d'idées que nous devrons tout spécialement préciser l'interrogatoire et l'examen du malade.

Toutefois de l'avis de ceux qui ont une grande expérience de la méthode, *l'unitéralité absolue des lésions n'est pas indispensable.*

Pour Forlanini le pneumothorax artificiel « sert en plus du traitement de la phtisie unilatérale, à empêcher et à traiter une phtisie menaçante et qui commence déjà à envahir l'autre poumon ».

Il compte suivant le degré de la lésion ou sur la guérison du poumon dit « sain » ou l'amélioration, ou le *statu quo.*

L. Spengler croit « qu'un processus léger du lobe supérieur du poumon dit sain est influencé plutôt favorablement par le collapsus du poumon malade ». Il en voit l'explication dans le passage du sang en plus grande quantité dans le poumon non collabé, explication ajoute-t-il qui n'est pas admise par tout le monde.

On voit que de l'avis de ces auteurs la bilatéralité des lésions n'est pas une contre-indication absolue. Toutefois devant un tel état de choses, nous croyons qu'il sera bon de se rappeler l'avis de Galliard à ce sujet. « Le phtisique qui porte un pneumothorax n'a le droit de contracter, ni une pneumonie ni une bronchite, ni un misérable épanchement pleural du côté opposé, le moindre zéphyr est pour lui un vent de tempête. » Sans toutefois sous-

crire entièrement à cette opinion pessimiste c'est en pen-
sant à de telles complications que l'on précisera avec soin
l'état du poumon dit « sain », avant toute intervention. On
aura plus de prudence pendant les injections et l'on exer-
cera une surveillance plus étroite dans leur intervalle.

Quant aux *adhérences pleurales*, on cherchera avant tout
à savoir si elles sont *totales* ou *partielles*. La symphise
totale, cela va sans dire, est une contre-indication absolue.
Mais si elle n'est que partielle, n'oublions pas qu'un des
avantages de la formation du pneumothorax est justement d'étirer les adhérences et de les arracher progressivement. C'est en vue de les dépister et de les éviter avec
les accidents qu'elles occasionnent que se sont dirigés les
efforts des auteurs dans leur technique opératoire. Nous
aurons à revenir constamment sur ce sujet au cours de ce
travail.

Enfin nous signalerons encore comme contre-indication,
la localisation secondaire d'une tuberculose intestinale,
laryngée ou osseuse.

*La radiologie* sera dans cet examen physique du plus
précieux secours.

Sans être indispensable, puisque les premiers opérateurs
purent s'en passer, nous ne saurions trop cependant en
recommander l'usage comme complément de l'examen
clinique et pendant la durée du traitement. Les observations de Saugmann, Brauer et les passages qu'ils consa-
crent à cette question en font foi.

Il nous est impossible de nous étendre davantage sur
ce sujet qui comporte trop de développements. Le lecteur
pourra se reporter aux travaux de Brauer et de Saugmann,

indiqués à la bibliographie, qui sont sur ce sujet spécial des mieux documentés.

### § 3. — **Technique opératoire**.

L'emploi d'un gaz est certainement ce qui réalisera le mieux le pansement compressif et l'immobilisation du poumon. Schmidt avait proposé de l'huile, cette tentative n'a nullement prévalu. L'azote, dont l'usage fut indiqué d'abord par Potain, puis repris par Tessier, qui s'en servit pour les tuberculoses viscérales et montra sa parfaite tolérance dans l'organisme, est indiscutablement le corps qui, à l'heure actuelle, présente les plus grands avantages. L'air atmosphérique stérilisé dont s'étaient servi au début Murphy et Forlanini, a l'inconvénient de se résorber trop vite. L'azote, au contraire, présente les avantages suivants : résorbtion lente, sans action irritative sur la plèvre de production facile. Comprimé en obus, il est d'un maniement commode et une bonne préparation industrielle peut en garantir la pureté.

*Deux procédés opératoires* dominent jusqu'à nos jours l'histoire du pneumothorax artificiel :

le procédé par ponction de Forlanini et Saugmann,

le procédé par incision de Brauer et Spengler.

Lequel de ces procédés est le premier en date ? Il nous semble incontestable que l'on ne puisse attribuer à Forlanini tout le mérite de son innovation. Dès 1895, il publiait « le premier cas de tuberculose pulmonaire avancée, traité par le pneumothorax artificiel » et employait alors le procédé par ponction qu'il a toujours défendu.

*Le procédé par ponction* consiste, d'après la définition même de Forlanini, « à faire pénétrer la pointe de l'aiguille à travers la paroi thoracique entre les deux feuillets pleuraux sans blesser le poumon et à y introduire une quantité d'azote déterminée ». C'est pour arriver à ce résultat que Forlanini a décrit, comme on le verra plus loin, une technique des mieux réglée, qui lui permettra de reconnaître lorsqu'il est arrivé dans l'interstice pleural ; ou, en tout cas, d'éviter les accidents que peuvent occasionner une injection d'azote.

*Le procédé par incision* dû, repris et complété par Brauer qui refuse d'admettre le procédé de Forlanini comme dangereux, consiste à inciser la paroi thoracique jusqu'à la plèvre pariétale, à reconnaître son état, et la mobilité pulmonaire, puis à pénétrer dans l'espace pleural directement. Il est alors aisé avec une sonde molle de sonder cette espace et de former un pneumothorax. Suture soigneuse de la plaie.

Quel que soit le procédé que l'on emploie pour la première injection, la facilité, *des réinsufflations* dépendra du volume de la bulbe gazeuse que l'on aura formée. Si l'on a réussi à créer un vaste pneumothorax, les réinsufflations seront faciles, sinon nous verrons plus loin les précautions dont on devra s'entourer.

### § 4. — Accidents opératoires.

C'est au cours des injections d'azote que l'on peut voir surgir des incidents ou accidents. Les uns passagers et sans conséquences graves sont les douleurs, la dyspnée, l'emphysème superficiel, les autres au contraire peuvent revêtir une certaine gravité, amener des lésions momentanées, ou définitives voir même la mort. Ce sont l'emphysème interstitiel et du médiastin, l'embolie gazeuse. Nous ajouterons même l'éclampsie ou épilepsie pleurale. Cette dernière hypothèse est communément admise jusqu'ici.

Les douleurs sont le plus souvent insignifiantes. On les atténuera encore en ayant soin d'administrer au malade quelques instants avant l'intervention une injection de 0,01 à 0,015 de morphine. Cette pratique aura également l'avantage de prévenir un réflexe pleural éventuel.

Quant à la dyspnée, on pourra parfois en observer des accès violents après les insufflations. On devra alors en rechercher la cause exacte, et si elle est due à une pression trop élevée dans la cavité pleurale, provoquer l'écoulement d'une quantité d'azote suffisante pour faire disparaître immédiatement l'accès. C'est surtout une affaire de précaution et de doigté de la part de l'opérateur.

Mais quels sont donc les accidents que peuvent se produire si l'injection d'azote n'a pas atteint son but ?

1° *La pointe de l'aiguille n'a pas pénétré dans l'interstice pleural et l'azote est injecté par erreur dans la paroi thoracique.*

L'azote infiltre les tissus et il se produit de l'emphysème superficiel. Cet emphysème peut se former également par le fait que ce gaz reflue le long de l'aiguille pendant l'injection d'azote si l'on établit une forte pression dans la cavité pleurale. Toujours du côté ou l'on a pratiqué le pneumothorax, il peut occuper tout l'hémithorax et remonter jusqu'au cou. Le diagnostic est facile aussi bien objectivement que subjectivement. C'est une complication qui n'est jamais grave. Il persiste ordinairement trois à cinq jours au plus, Brauer l'a vu se maintenir pendant huit jours.

Une variété de cet emphysème pourrait toutefois faire craindre des complications graves, si l'on était prévenu de son innocuité. « Cet emphysème qui intéresse la profondeur de la paroi thoracique, est, nous dit Saugmann causé par une injection de gaz faite dans le tissu cellulaire lache sous-pleural entre côtes et plèvre. Dans ce cas, le gaz suit à rebours le même chemin que les abcès ossifluents vertébraux, il remonte alors le long de la trachée et de l'œsophage et envahit le cou. » Il s'accompagne de fortes douleurs, amène de la gêne à la déglutition, et est très gênant pour le malade. Les symptômes subjectifs sont parfois peu nets. On perçoit surtout à l'aide du sthétoscope de la crépitation à l'occasion des mouvements respiratoires et la percussion prend un timbre tympannique très élevé (Forlanini). Saugmann l'appelle « emphysème profond ». Nous avons rangé ici cette variété avec l'emphysème superficiel réservant le nom d'emphysème profond à l'emphysème interstitiel causé par l'injection dans le tissu pulmonaire et que nous verrons bientôt.

Forlanini, Saugmann (méthode par ponction), Brauer (méthode par incision), ont relevé de part et d'autres des cas d'emphysème superficiel. Ils sembleraient devoir se produire plus rarement par l'emploi de la méthode par incision. Toutefois Brauer reconnaît « que la canule peut très bien demeurer par erreur en dehors de la plèvre, alors qu'on la croit dans des adhérences entre les feuillets pleuraux. » Qu'il soit bien entendu que ces cas d'emphysème superficiel ne sont pas graves quoique quelquefois gênants.

*2° La pointe de l'aiguille a traversé l'espace pleural et atteint le poumon.*

Dans ce cas la blessure du poumon ne saurait avoir de graves conséquences si l'opérateur s'est aperçu de sa méprise avant que l'azote n'ait pu s'écouler. Surtout si l'on se sert d'une aiguille comme Forlanini et Saugmann. « Cette blessure du poumon ne pourra être faite, que par l'extrémité de la pointe de l'aiguille, elle sera petite, linéaire, franche, et tout à fait insignifiante du fait de la formation du pneumothorax. » Toutefois, il ne faudra pas oublier que la blessure du poumon faite au niveau d'un petit tubercule ou de la paroi d'une caverne, peut entraîner de graves complications infectieuses. On saura les éviter en s'écartant le plus possible de la lésion pulmonaire pendant l'intervention.

Mais, si à la suite de la blessure du poumon l'azote a pu pénétrer, quels résultats seront à envisager? Nous devons les différencier par trois points différents suivant la partie du poumon intéressée par l'injection.

a) *L'azote est injecté dans une bronchiole.* — C'est à souhaiter, car alors suivant la lumière des bronches, il s'échappera à l'extérieur. L'opération ne donne pas de résultats, mais non plus de suites fâcheuses.

b) *L'azote est injecté dans le parenchyme pulmonaire :* la conséquence est dans l'emphysème du médiastin. Signalé successivement, par Saugmann et Brauer, c'est un accident grave qui peut mettre la vie du malade en danger — l'azote distend les mailles du parenchyme pulmonaire envahit le poumon tout entier, gagne le hile par où il se répand dans le médiastin. — On prévoit les redoutables phénomènes de compression qu'il peut amener du côté des gros vaisseaux de la base du cœur. Nous n'avons pas trouvé d'observations publiées par les auteurs, ni de description détaillée de cette grave forme de l'emphysème profond qui est rare et peu connu. Toutefois il est facile de se rendre compte par la région qu'il occupe et les organes qu'il intéresse, des graves inconvénients qui peuvent résulter de sa présence.

c) *L'azote est injecté dans un vaisseau sanguin du poumon et entraîne dans le torrent circulatoire.* — La possibilité de cette embolie gazeuse a été établie par Poiseuille, Jamin, Erischen, dans leurs recherches physiologiques.

La gravité de sa terminaison dépend le plus souvent de la quantité d'azote qui a pu se frayer passage dans le vaisseau. La question est encore très obscure et les constatations faites à ce sujet sont fort imprécises, on doit reconnaître que les auteurs jusqu'ici, ont été réduits à des hypothèses pour l'interprétation de faits auxquels manque le contrôle expérimental et nécropsique.

Est-on en présence d'embolies gazeuses vraies, ou a-t-on affaire à des manifestations d'éclampsie ou d'épilepsie pleurales, telles que l'on en voit se produire lors d'interventions dans la cavité pleurale ? Nous ne saurions trancher la question, vu l'état actuel des choses.

Aussi nous sommes-nous contentés de rassembler ici les observations publiées et qui nous ont parues les plus propres à apporter quelque lumière sur ce sujet.

### Observation I
#### (Cas cité par BRAUER et SPENGLER.)

Formation d'un pneumothorax partiel. Amélioration de l'état local et général.

Le jour même d'une insufflation, le malade présente du collapsus. Il est attribué a du schock cardiaque car la pression est relativement élevée (40 millimètres de mercure) et le pneumothorax distend le cul-de-sac fleural antérieur. En comprimant le cœur, il gêne la diastole.

On refait une autre ponction sept jours après. L'embolie gazeuse est indubitable. L'aiguille qui était d'abord bien placée dans la cavité du pneumothorax s'enfonce dans ce poumon par un mouvement inattendu du malade. On sentait l'aiguille prise dans le tissu compact. Collapsus immédiat, hémiplégie, symptômes graves d'excitation cérébrale, et au bras gauche placards d'anémie absolue caractéristiques par pénétration de l'azote dans ce torrent circulatoire. Survie de cinq jours avec les mêmes symptômes. Autopsie refusée.

### Observation II
#### (BRAUER et SPENGLER.)

Pneumothorax pratiqué pour une tuberculose pulmonaire grave unilatérale, à marche rapide, à pronostic absolument défavorable.

*Résumé*. — Au début, succès apparent gâté par l'apparition de troubles intestinaux graves. Mort pendant la ponction avec symptômes d'embolie gazeuse. La mesure de l'épaisseur de la bulbe gazeuse avait été rendue impossible avant la ponction par mauvais fonctionnement de l'appareil radioscopique.

### Observation III
#### (Brauer et Spengler.)

Jeune fille de 23 ans, malade depuis six ans, tuberculose fébrile du lobe supérieur gauche, petites lésions à la base gauche et au sommet droit, hémoptisies fréquentes. Essais de pneumothorax artificiel par la méthode de Forlanini, le 8 janvier 1908.

A la première tentative, ponction sans résultat. On pique de nouveau et on insuffle un litre d'azote. Après l'examen du malade, on conclut au succès de l'opération et à l'existence d'un petit pneumothorax. Crachats sanguinolents, élévation thermique à 38º4.

Cinq jours après, nouvelle ponction. Dans le huitième espace d'arrière en avant, sur la ligne axillaire postérieure, on croit cette fois avoir pénétré dans la bulbe gazeuse, à cause de la sonorité élevée que l'on perçoit à ce niveau. On pratique la manœuvre de la seringue telle qu'elle est recommandée par Forlanini, et on ramène du sang. Il y a quelques oscillations du manomètre. Après quelques minutes la malade se plaint brusquement de fortes douleurs et de malaise. Toux, crachats sanglants, perte de connaissance, pâleur. Arrêt du pouls et de la respiration. Malgré la respiration artificielle pratiquée, les inhalations d'oxygène, la trachéotomie, le massage du cœur, la mort est constante.

*Autopsie.* — L'autopsie a démontré : 1º qu'à la première tentative, à cause de l'adhérence complète des feuillets pleuraux et l'impossibilité de réaliser un pneumothorax, l'aiguille avait pénétré non dans l'espace pleural, mais dans le parenchyme pulmonaire ; 2º à la deuxième tentative, la pointe de la canule s'était piquée dans le poumon et déchiré le parenchyme sur la limite d'une amande. A l'unanimité des assistants, il ne peut-être question ni d'asphyxie ni d'hémorrhagie.

### Observation V
#### (Cas cité par L. Spengler.)

L'aiguille avait sans aucun doute pénétré dans la cavité du pneumothorax. Elle était librement mobile, le manomètre indiquait des

fortes oscillations respiratoires et une pression initiale négative de
— 2 millimètres de mercure. Il s'écoula sans difficulté 250 cc. d'a-
zote ; cependant dans ce petit pneumothorax enkysté, la pression
monta assez rapidement à 140 millimètres de mercure. La malade fit
un mouvement brusque du bras du côté ponctionné. Soudainement
perte de connaissance et symptômes d'embolie gazeuse du cerveau
qui, malgré tout ce que l'on put faire, amenait la mort au bout de
trois jours. L'aiguille, à la suite *du brusque mouvement* avait évidem-·
ment blessé le poumon, fut retirée aussitôt. On peut présager que
l'azote qui se trouvait dans ce système insufflateur sous pression
assez élevée, avait fait brusquement irruption dans le torrent circulatoire. Malheureusement le cas n'est pas tout à fait éclairci, l'autopsie ayant été refusée.

### Observation V
(Cas cité par WURTZEN et R. KJER PETERSEN.)

R. K. 22 ans, célibataire, électricien.

Après 14 tentatives, on constate aucun pneumothorax a la dias-
copie Röntgen. Au 15ᵉ essai pour 3500 cc. pression moyenne 1 à 7.
Ce malade se sentit mal pendant l'opération et devint très pâle.
Pendant 5 minutes, il eut une très forte syncope *anémique* avec
contractions des muscles du bras droit et pendant les heures sui-
.vantes une parésie de ce bras. Les stimulants le rétablirent complètement en quelques heures. A la suite de cet accident on arrêta
toute tentative.·

Le malade meurt 8 mois après. A l'autopsie soudure complète de
toute la plèvre costale droite. Aucune trace de pneumothorax artificiel. Vaste tuberculose caverneuse au poumon droit. Dégénéres-
cence amyloïde des organes.

### Observation VI
(Cas cité par WURTZEN et R. KJER PETERSEN.)

N. G..., célibataire, peintre.

Au 3ᵉ essai, on avait injecté 300 cc. jusqu'à pression de 6, sans avoir observé les oscillations amples négatives, mais de simples petits mouvements d'oscillations respiratoires. On interrompt, car ce malade pâlit subitement, devient agité, se plaint de vertiges. Pouls à 76° régulier et fort. Les vertiges persistent. Il se plaint de formication dans les dents et le bras gauche, ou il a une sensation de pesanteur. Ce bras devient tout à fait lache et frappé d'incertitude dans les mouvements. Le même effet se produit dans les extrémités inférieures gauches. En même temps le rictus devient pendant et il y a hémianopsie gauche. Il tire la langue fort en avant, aucune déviation de la langue. Au bout d'une demi-heure l'innervation de la face s'est symétrisée. Les yeux se meuvent librement et les paupières battent pareillement des deux côtés. Environ une heure plus tard la vue s'est améliorée et l'on ne peut plus constater de parèse du côté gauche dans le bras ni la jambe, mais il accuse de la pesanteur dans les deux. Dans le cours de la journée tous les accidents ont disparu.

### Observation VII

(Cas cité par Lemke. *Journal Americain Association* 1895.)

Le 23 septembre, première injection de 60 cc.

Le 23 octobre nouvelle injection, l'aiguille est introduite, mais pas d'écoulement d'azote. On dit au malade de respirer profondément. Après une profonde inspiration, trois pouces d'Azote sont passés et le malade s'est senti faible. Il devient très pâle, syncope avec respiration stertoreuse. L'aiguille est retirée et la blessure refermée. Le pouls revient rapidement et l'on peut examiner le malade. Il a tout le côté droit du corps paralysé et présente de l'aphasie. La paralysie a disparu après 24 heures. Un peu plus tard les mouvements sont revenus dans la jambe, puis trois mois après de légers mouvements apparaissent dans le bras. La face est normale, les jambes sont faibles et les membres supérieurs ne sont remués que difficilement.

### Observation VIII
#### (Cas cité par Dumarest.)

Chez un homme d'une cinquantaine d'années en proie à une évolution tuberculeuse subaiguë, généralisée au côté gauche avec congestion interne de la base et très affaibli, j'ai voulu tenter le pneumothorax artificiel. Je fis pour cela plusieurs tentatives en trois séances, toutes suivies d'insuccès. Les deux premières fois, l'acte opératoire fatigua sensiblement le malade : il eut des défaillances, de l'essoufflement mais rien de caractérisé. La troisième fois après trois ponctions infructueuses, je me disposais à en pratiquer une quatrième, lorsque tout à coup le malade s'affaissa, le visage vultueux, les yeux fixes et vitreux, le pouls faible et précipité, la respiration pénible, mais en état de complète connaissance et se plaignant de paralysie des membres inférieurs, de constriction thoracique et l'obnubilation de la vue. Cet état très inquiétant dura près d'une heure. Dans les trois heures suivantes, les phénomènes se dissipent progressivement et la température dépassa 40°. Le lendemain toute trace de l'incident avait disparu.

A ces cas, nous ajouterons les suivants, dont les observations n'ont pas été publiées :

Deux morts par embolie gazeuse d'un collègue de Brauer (cités par lui):

Une embolie mortelle.

Une avec hémiplégie permanente due à Forlanini. En voici la description d'après le travail de L. Spengler :

Perte subite de connaissance qui disparaît presque immédiatement ou après un sommeil prolongé : contracture longues des membres avec localisation à une moitié du corps ; paralysies à forme mono et hémiplégiques qui disparaissent longtemps, après les contractures. Dans un cas monoplégie définitive du bras droit ; marbrures cyanotiques typiques de la peau et paralysie respiratoire indubitablement d'origine centrale.

Quelles interprétations ont été proposées par les témoins de ces faits ? Nous serons réduits ici a un exposé très sommaire, car les auteurs n'ont pas encore fait paraître leurs travaux détaillés sur ce sujet. Néanmoins voici leurs explications publiées jusqu'ici :

Pour Forlanini ces accidents doivent être attribués à deux causes :

1° A l'embolie gazeuse ;

2° A l'éclampsie ou épilepsie pleurale.

Selon celui-ci l'embolie gazeuse est surtout causée par la pénétration de l'azote dans un des vaisseaux des adhérences pleurales et non par la pénétration dans un vaisseau du parenchyme pulmonaire. C'est à ce sujet que Forlanini a décrit dans les adhérences pleurales fraîches (car les anciennes subissent la transformation fibreuse et les vaisseaux disparaissent) des plexus veineux lacunaires établissant la communication entre la circulation pulmonaire et la circulation veineuse exo-thoracique. Le danger existe donc par la pénétration de l'aiguille dans les plexus veineux néoformés. L'azote qui a pénétré ainsi dans le courant circulatoire, gagne le poumon, le cœur gauche, l'aorte et le cerveau ou le gaz s'embolise dans ces capillaires.

Pourquoi cette embolie a-t-elle exclusivement lieu dans le cerveau ? La raison de cette localisation n'a point encore été éclaircie. Voilà pour une partie de ces accidents. Forlanini relève une autre cause dans l'éclampsie pleurale. L'éclampsie ou épilepsie pleurale décrite en France il y a quelques années, « est produite le plus souvent par

le lavage de la cavité d'un empyème, l'introduction, la
sortie ou même le fait de remuer un drain dans la cavité pleurale. On l'observe beaucoup plus rarement il
est vrai, dans d'autres interventions sur la plèvre et au
cours des maladies pleurales. Elle a été reproduite expé-
rimentalement sur les animaux par injection de divers
substances dans la plèvre. » Les manifestations consis-
tent en crises épileptiformes, avec perte de connaissance,
accès de parésies ou paralysies musculaires fréquemment
à forme hémiplégique. La terminaison est le plus souvent
favorable, tout au plus peut-on observer pendant quelques
temps une paralysie légère des membres intéressés. Toutefois on signale des issus mortels. On devrait donc
d'après Forlanini rapprocher ces accidents de ceux que
nous avons reproduits plus haut, et ne voir le plus souvent
dans ceux-là que le résultat « d'une réaction particulière
de la plèvre, que l'on ne peut expliquer que par une sen-
sibilité qui lui est propre ».

Du reste, Forlanini a pu observer, depuis vingt ans qu'il
fait usage d'un pneumothorax artificiel, un assez grand
nombre de cas répondant assez bien aux descriptions
faites de l'épilepsie pleurale. « Ces cas qui ont revêtu une
grande variété de forme et une faible gravité, ont tous
guéris très rapidement. Toutefois on doit signaler ces
accidents malheureux à cause de la gravité et de la possibilité d'un issu mortel. »

Brauer et Spengler semblent ne pas devoir admettre
cette seconde interprétation. Il est toutefois difficile de se
faire une opinion très sûre de ces auteurs à ce sujet par
les courts passages qu'ils ont consacré à la question. Ce-

pendant nous croyons que pour eux l'éclampsie pleurale serait une manifestation exceptionnelle si l'on a soin de se servir lors de l'intervention de l'anesthésie à la novocaïne (voir techniques). Devant des symptômes graves tels que ceux que nous avons rapportés plus haut, Spengler croit qu'il s'agit plutôt d'embolies gazeuses. La gravité serait proportionnelle à la quantité de gaz embolisé. De très petites embolies donneraient des symptômes légers et sans conséquences graves; à côté de celles-là, des grosses embolies seraient mortelles. Elles seraient avant tout produites par l'injection de gaz dans le parenchyme pulmonaire et on les verrait le plus fréquemment au cours des réinsufflations après un repérage défectueux de la grosseur de la bulle d'azote quand l'aiguille aurait été enfoncée trop profondément.

Würtzen et Kjer-Petersen commentant les deux cas observés par eux (Obs. IV et V), font remarquer très justement qu'il est difficile de rapporter des paralysies a forme mono et hémiplégiques à l'éclampsie pleurale. Ils ont adopté pour les manifestations accidentelles au cours du traitement par le pneumothorax, une classification clinique qui nous paraît assez logique jusqu'à présent, vu l'ignorance dans laquelle nous sommes encore sur l'origine de ces accidents : Ils distinguent deux groupes principaux : *Premier groupe* : manifestations de nature organique ou l'accès peut-être passager, mais dont les symptômes ont été assez nets et bien définis pour pouvoir être rapportés indubitablement à une origine centrale : il s'agit alors là de l'embolie gazeuse. *Deuxième groupe* : manifestations insuffisamment nettes et de caractère varia-.

ble qui ne permettent pas de les rapporter à une origine centrale, telles que l'épilepsie partielle, l'hémichorée, parésies, paralysies des muscles volontaires. Ces phénomènes qui semblent dériver plutôt d'une origine réflexe seront groupés sous le nom collectif d'éclampsie pleurale.

3° Nous venons d'examiner successivement les inconvénients et les dangers qui peuvent résulter d'une injection d'azote faite ailleurs que dans l'interstice pleural. Mais cette manœuvre qui a pu être la conséquence d'une technique défectueuse, peut également trouver sa cause dans l'impossibilité de séparer les feuillets pleuraux, maintenus en contact par des adhérences. Nous n'avons évidemment en vue que les cas de symphyse totale ou ceux qui par leur localisation ne permettent pas l'accès d'une région libre du poumon et par conséquent il ne peut être même question de former un pneumothorax partiel.

Voici à titre documentaire les statistiques fournies par les auteurs sur les cas ou les adhérences pleurales ont rendu la méthode inapplicable : Schmidt 3 cas sur 13, Pigger 2 cas sur 6, Brauer 15 cas sur 60, Würtzen 7 cas sur 22. Spengler dans une statistique publiée dernièrement, ne croit pas « tenir compte des cas dans lesquels il n'a pu faire le pneumothorax partiel, à cause des adhérences pleurales. La petite opération, ajoute-il se termina constamment sans aucune suite fâcheuse pour les malades. » Nous croyons toutefois que cette raison n'est pas suffisante pour passer sous silence les tentatives infructueuses et qu'il serait au contraire indispensable de les signaler pour que l'on puisse se faire une idée exacte de la méthode. La présence d'adhérences pleurales étendues n'est pas un danger, et c'est à tort que nous l'avons trouvé rangé dans une publication au chapitre des accidents. C'est une contre-indication avant l'opération, et un obstacle opératoire comme nous en rencontrons fréquemment au cours des interventions chirurgicales et rien de plus.

En présence d'adhérences plus ou moins étendues on pourra pratiquer un pneumothorax partiel qui, pour avoir une efficacité moins grande et produire une amélioration plus lente, n'en a pas moins une action réelle et bien reconnue. Il nous en a été donné d'en observer plusieurs cas au sanatorium d'Anjicourt ou le traitement était parfaitement supporté et les malades très améliorés. Spengler en cite six cas, ou l'état des malades était particulièrement grave et chez lesquels malheureusement le pneumothorax partiel n'était pas en rapport direct, à cause d'adhérences, avec grandes cavernes siégeant au lobe supérieur droit. Il en obtint cependant un bon résultat quoique passager.

Signalons enfin en terminant la possibilité de faire de l'emphysème dans les adhérences. L'azote, qui a été injecté dans l'espace pleural, pourvu d'adhérences, s'infiltre dans ce tissu plus ou moins lâche d'où il résulte de l'emphysème. Son pronostic est absolument bénin.

*
* *

Quelles conclusions devons-nous tirer de ces dernières pages :

1° Qu'une injection d'azote dans le but de pratiquer le pneumothorax artificiel faite ailleurs que dans l'interstice pleural peut provoquer des accidents graves;

2° Que l'examen physique et radioscopique sont parfois insuffisants pour nous renseigner sur l'état local du malade sur lequel nous comptons opérer;

3° Qu'il importe donc d'employer une technique très certaine sur les deux points suivants;

*a*) Qu'elle permette à l'opérateur de repérer la situation occupée dans l'épaisseur de la paroi thoracique par la pointe de l'aiguille ou de tout autre instrument qui nous servira à injecter l'azote.

*b*) Que l'opérateur puisse se rendre compte de cette situation indépendamment de l'injection de l'azote qui pourrait par son arrivée inopinée provoquer les accidents déjà décrits.

4° Qu'il est tout naturel d'utiliser pour cela le vide pleural, puisque c'est lui qui est la condition indispensable de la formation du pneumothorax et en même temps l'indice certain de l'absence ou de la présence d'adhérences pleurales.

5° Que si nous attendons avant de laisser pénétrer l'azote les signes révélateurs du vide pleural, il n'y a plus de dangers à pratiquer l'injection d'azote, et la présence d'adhérences, à moins qu'il n'y ait symphise pleurale totale, ne doit en aucun cas nous faire renoncer à l'emploi de la méthode.

Il importe donc d'employer une bonne technique qui réalise toutes les conditions. Nous allons voir maintenant comment les auteurs les ont comprises et s'ils y sont parvenus.

# CHAPITRE II

## LES TECHNIQUES

### § I. — **Méthode par ponction.**

#### Technique de Forlanini

*Appareils.*— Forlanini emploie trois appareils : un pour la production de l'azote, un pour son introduction, dans la cavité pleurale enfin un troisième qui lui servira à aspirer l'azote introduit dans la plèvre au cas où la pression intra-pleurale serait trop élevée.

L'appareil pour produire l'azote ne mérite pas de description spéciale, il est semblable à ceux dont on se sert pour les préparations de gaz en chimie.

L'appareil qui servira à injecter est représenté par la figure ci-contre. Deux récipients en verre en forme de tube en U, ont chacun une capacité de 300 centimètres cubes et renferment un de l'azote, l'autre un liquide antiseptique. La branche de gauche qui renferme le gaz communique avec un tube de caoutchouc à l'extrémité duquel se placera l'aiguille qui servira à la ponction ; la branche de droite qui contient ce liquide antiseptique renferme un manomètre, et est reliée à une soufflerie de Richardson qui servira à établir de la pression au-dessus du liquide ; celui-ci chassé, passera dans la branche de gauche refoulant devant lui l'azote.

Il est bon de remarquer ici que le manomètre ainsi placé ne fonctionnera que par l'intermédiaire du liquide antiseptique, et ne nous renseignera que par son entremise.

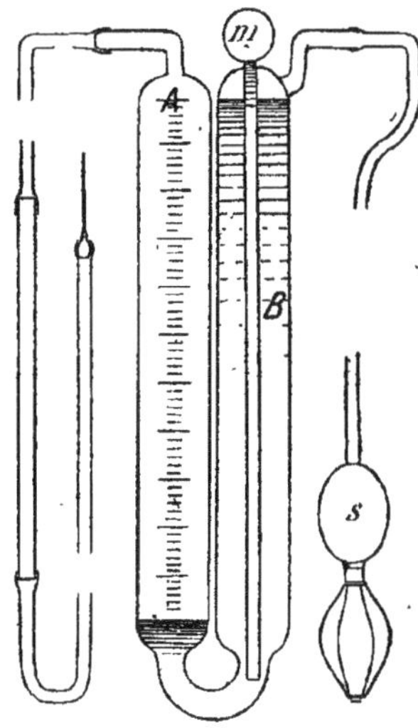

FIG. 1. — Appareil de Forlanini. (1)

Enfin l'appareil aspirateur (Stickstoff-Aspirator) construit sur le principe de l'aspirateur de Potain servira à éloigner une partie du gaz contenu dans la plèvre au cas où son volume deviendrait gênant.

*L'aiguille* de Forlanini est sur le modèle dont on se sert pour les injections sous cutanées, elle a 4 1/2 à 5 centimètres de longueur, 1/2 à 3/4 de millimètres de diamètre.

(1) **Figure empruntée au** *Journal de Chirurgie* (Masson et C<sup>ie</sup> éd.)

Sur l'aiguille est disposé un *curseur* pouvant se fixer par une vis à pression. Il servira soit à fixer la longueur de l'aiguille que l'on veut introduire, soit à repérer la longueur introduite.

*L'endroit de la ponction* nécessite seulement quelques remarques si l'on va pratiquer la 1^re insufflation. Dans ce cas, on devra choisir un endroit où on perçoit nettement le murmure vesiculaire et où la sonorité est bien conservée. L'épaisseur de la paroi thoracique devra également être choisi la moindre possible pour éviter de faire saigner.

Si le pneumothorax existe déjà, il n'y a pas de place de choix.

Le malade est mis en position convenable, c'est-à-dire la plus commode pour lui et pour l'opérateur. Mais si l'examen a fait prévoir la présence d'adhérences, Forlanini va employer une technique différente dans l'un et l'autre cas.

***Première injection.*** — *Il n'y a pas d'adhérénces pleurales.* L'opération sera très simple. L'aiguille est introduite perpendiculairement, et aussitôt qué son extrêmité après avoir franchi la paroi thoracique pénètrera dans l'espace pleural idéal, le pneumothorax se produira sous l'action combinée de l'aspiration de la cavité pleurale et de l'expansion de l'azote sous pression. Il va sans dire que cette pression établie dans l'appareil sera minime et ne dépassera pas le tonus musculaire, car sans cela l'azote pourrait commencer à s'échapper pendant le passage de l'aiguille dans la paroi thoracique.

Si nous voulons pleinement réussir, deux conditions devront être rigoureusement observées :

« 1º Que l'aiguille pénètre très doucement et régulièrement les parois thoraciques ce qui est facile à faire ; 2º Que l'opérateur soit capable de reconnaître quand l'aiguille a atteint l'espace pleural pour pouvoir l'arrêter. »

L'appareil va remplir cette seconde condition avec une parfaite exactitude.

« Si l'appareil dit Forlanini est prêt à marcher avec l'azote sous pression désirée, si le niveau des liquides est parfaitement immobile dans les deux réservoirs ; si l'aiguille est introduite et doucement poussée en avant, alors l'azote pénètrera dans la cavité pleurale, aussitôt que la pointe de l'aiguille aura franchi la plèvre pariétale. L'entrée de l'azote se traduira par *une petite dépression manométrique*. Le signe est extrêmement sensible et afin de le provoquer, il suffit de faire sortir 1/4 de centimètre cube d'azote. » Voilà donc pour Forlanini ce qui constitue la sûreté de sa technique. Dès l'instant que nous avons nettement observé la brusque dépression du mamomètre, c'est que la pointe de l'aiguille est dans la cavité pleurale, dans une région où la plèvre est libre d'adhérences.

Forlanini, du reste, a donné de ces faits une démonsration théorique. Pour les interpréter, il suffit de se rappeler les conditions d'équilibre qui existent à l'état normal dans la cavité pleurale. Les deux feuillets pleuraux sont intimement accolés et l'espace pleural n'est qu'une cavité idéale. Aussitôt que l'extrémité de la colonne d'azote se trouve en rapport avec le vide pleural, il se produit une aspiration conformément aux lois physiques de l'expansion des gazs, et cette aspiration aura pour premier résultat d'amener la rétraction du poumon à l'endroit même où se fait l'arrivée de l'azote. Le poumon se retire donc devant la pointe de l'aiguille qu'il a encapuchonnée.

« Si donc l'opérateur a soin de faire cheminer la pointe de l'aiguille moins vite qu'il ne faut de temps à la rétraction du poumon pour se faire, et d'arrêter la marche de l'aiguille au premier changement du manomètre, ce qui permet à l'aspiration pleurale de se faire, on réussira la production du pneumothorax et le poumon ne sera pas blessé.

« Après que l'azote est sortie de 40 à 50 cc. et que les deux feuillets pleuraux ont été séparés suffisamment, alors on introduit l'aiguille plus avant dans la paroi thoracique pour mieux la fixer. L'assistant tâche avec la soufflerie d'entretenir la pression à la même hauteur, il pourra l'augmenter suivant la vitesse de l'écoulement qu'il lit sur l'échelle de l'appareil. De cette façon on finit régulièrement et avec une grande sûreté l'opération ».

Dans cette première intervention Forlanini poursuit l'unique but de former un pneumothorax, et introduit environ 200 cc. d'azote, jamais au-dessus de 400, et jamais moins de 150. Tout cela dépend comment le malade supporte l'intervention de son état : en cas d'hémoptysie on peut aller jusqu'à 550 cc.

*Il y a des adhérences pleurales.* — « Si la mobilité du poumon est une preuve certaine de la bonne réussite de notre opération, son immobilisation ne doit pas suffire à nous faire renoncer au traitement, seulement dans ces conditions le problème sera changé et de même la technique à employer. » Le poumon, en effet peut être immobilisé par des adhérences récentes et lâches, ou de peu d'étendue; ou parce qu'il a subi un processus d'hépatisation ; toutes choses qui nous permettent cependant de réaliser avec succès le pneumothorax artificiel.

Les précautions dont nous devons nous entourer dans ce cas, se réduisent à l'emploi du robinet à trois voies ou aiguille de sûreté, et à deux opérations successives.

Dans une première opération on détermine avec l'aide de l'aiguille de sûreté, la profondeur de la région pleurale.

Dans une deuxième opération, on pénètre directement dans l'espace pleural en contrôlant les données de l'opération précédente et s'il y a lieu, on laisse pénétrer l'azote sous pression.

Mais qu'est-ce que ce robinet à trois voies ?

Le robinet à trois voies est un petit appareil sur lequel est monté :

1º L'aiguille à ponction ;

2º Le tuyau qui amène l'azote de l'appareil;

3º Une seringue de Pravaz.

Suivant l'orientation que l'opérateur lui fait prendre, il mettra en communication l'aiguille et la seringue, l'aiguille et l'appareil d'azote, enfin la troisième voie mettra la seringue en communication avec l'extérieur. C'est en se basant sur les données suivantes que Forlanini en a fixé l'emploi :

« Si la mobilité pulmonaire manque pour une raison quelconque, l'aspiration pleurale fera également défaut et avec elle les signes automatiques qui nous préviennent que l'aiguille a franchi la plèvre pariétale. Le pneumothorax devra être produit seulement par la force de l'expansion de l'azote. La pression devra donc être élevée afin qu'il puisse se frayer un chemin entre les deux feuillets pleuraux et les départager. L'opérateur sera donc forcé d'avoir recours à un autre moyen pour reconnaître la situation de l'aiguille dans la plèvre. Cette obligation |devra être sévèrement observée, car on ne peut laisser pénétrer de l'azote sous une pression élevée si l'aiguille n'est vraiment dans l'interstice pleurale.

« Si on agissait ainsi, ou l'azote s'échapperait dans les parois thoraciques, ou le poumon ne pouvant fuir devant l'aiguille, celle-ci, malgré l'opérateur, pourrait pénétrer dans le poumon et l'azote s'échapperait dans les bronches.

« Le problème de l'opération est encore plus compliqué quand il existe des fausses membranes ou adhérences de vieille date qui subissent un processus inflammatoire. Elles sont fortement vascularisées et contiennent (surtout quand elles sont anciennes) des plexus et des sinus veineux qui sont si denses que des coupes, pratiquées à ce niveau, nous donnent {l'aspect d'un tissu vasculaire. » L'aiguille de sûreté va donc nous permettre de nous rendre compte si nous sommes dans un de ces vaisseaux. Nous ne reviendrons pas sur le grand danger qu'il y aurait à laisser échapper de l'azote sous pression dans un tel endroit. L'embolie gazeuse serait presque fatalement constituée.

*Première opération.* — A l'endroit choisi on fait pénétrer l'aiguille munie de l'olive-curseur montée sur robinet à trois voies et en communication avec la seringue de sûreté. Si l'on agit alors sur le piston de la seringue, celle-ci ne ramène rien et le piston revient sur lui-même; on continue à avancer toujours très doucement. L'aiguille ramène du sang, c'est que nous sommes dans un vaisseau peut-être dans un plexus des adhérences. Il est prudent alors de borner là l'essai pour le recommencer le lendemain. Mais l'aiguille a ramené de l'air alors qu'au précédent essai, c'était le vide. C'est que nous venons de pénétrer dans le poumon. L'espace pleural se trouve donc ainsi repéré par ce dernier essai, immédiatement avant celui-là. On note soigneusement avec le curseur la longueur de l'aiguille introduite et on termine là l'opération.

*Deuxième opération.* — Quelques heures ou un jour après lorsque la petite blessure du poumon sera refermée, on introduit de nouveau l'aiguille dans les mêmes conditions que précédemment, mais avec l'olive-curseur qui est restée en place, l'appareil prêt à marcher est à portée de la main. Avec l'aide de notre point de repère nous faisons pénétrer l'aiguille le plus près possible du poumon, mais sans y pénétrer. On s'assure que l'épreuve de la seringue est négative, et on laisse alors pénétrer l'azote jusqu'à ce que la colonne manométrique baisse. Si la cavité pleurale existe, le pneumothorax se formera complet ou partiel, si la cavité pleurale n'existe pas, ou si nous sommes dans une mauvaise position, il pourra se former de l'emphysème, sous-cutané, sous pleuro-pariétal ou sous aponévrotique. Les deux derniers cas sont très rares d'après Forlanini. En tout cas on le reconnaîtra ou pendant l'opération ou pendant les heures suivantes. « Comme la quantité d'azote employée pour les essais est minime, tout au plus 200 à

300 centimètres cubes, c'est-à-dire juste autant qu'il est nécessaire pour reconnaître le pneumothorax, produit l'apparition de l'emphysème sous aponévrotique ou sub-pleural n'aura pas d'autres conséquences désagréables que celles d'être forcé de faire un nouvel essai après la résorbtion de l'azote.

« Avec cette technique, dit Forlanini, je réussis la production du pneumothorax dans les cas ou la perte de l'élasticité pulmonaire semble avoir fait perdre toutes chances de succès. Certainement il y a des cas ou les essais ne réussissent pas, mais ces échecs n'ont pas de conséquences fâcheuses même si l'essai est répété plusieurs fois. Dans un cas d'adhérences pleurales totales ou je pus taxer l'épaisseur dans certains endroits de 2 à 3 centimètres j'ai fait 28 essais sans conséquences fâcheuses, de cette façon j'ai pu parcourir toute l'étendue de la plèvre, dans un autre cas semblable je l'ai fait 14 fois. »

*Réinsufflations*. — « Les réinsufflations, nous dit Forlanini, si le pneumothorax existe, sont faciles et simples et n'ont pas besoin d'être spécialement décrites. »

*Durée du pneumothorax. Conclusions.* — On ne saurait assigner à l'avance une durée même approximative pour le maintien du pneumothorax. Autant que nous percevons par l'auscultation ou la radiographie les signes d'un processus tuberculeux, autant l'immobilisation du poumon devra être maintenue. Nous ne saurions mieux éclairer le lecteur à ce sujet, qu'en reproduisant ici les principes de Forlanini sur le rôle de l'immobilisation pulmonaire dans la tuberculose.

Nous les résumons dans les trois propositions suivantes :

1° L'immobilisation absolue empêche le processus de
destruction du tissu pulmonaire ;

2° Une diminution dans l'immobilisation pulmonaire
fovorise la formation des processus infectieux ;

3° L'augmentation de la mobilité oppose une certaine
résistance à ce même processus d'où il conclut :

D'un pneumothorax complet et compressif (1) maintenu
pendant une longue durée (2) avec retentissement heureux
sur le poumon opposé (3). « Mais comme la plèvre résorbe
constamment un gaz en contact avec elle, il faut prendre
soin de faire des réinjections périodiques et que la quantité primitive d'azote ne diminue pas. C'est là la condition fondamentale du traitement : immobilisation complète
du poumon et suppression constamment maintenue des
cavernes. »

### Technique de Saugmann

La méthode de Forlanini fut bientôt reprise au Sanatorium de Veylefjord. par le Prof. Saugmann. Il apporta d'im-
portantes modifications à l'appareil de Forlanini, à sa technique opératoire, au traitement en général.

*Appareil.* — Tout au début d'une récente publication,
il s'explique sur le point de départ de ces modifications,
qui sont dans l'adjonction d'un manomètre indépendant
avec les avantages que l'on peut en retirer.

« Toutes mes insufflations, dit-il, ont été faites avec l'appareil de Forlanini que j'ai modifié. Cette modification

consiste en ce que le manomètre est placé de telle sorte
qu'il puisse être mis en communication avec la plèvre, indépendamment ou non du récipient d'azote. On
pourra ainsi, 1° mesurer la pression qui règne à la pointe
de l'aiguille avant de laisser pénétrer l'azote; 2° apprécier
sous quelle pression l'azote est insufflée; 3° mesurer quelle

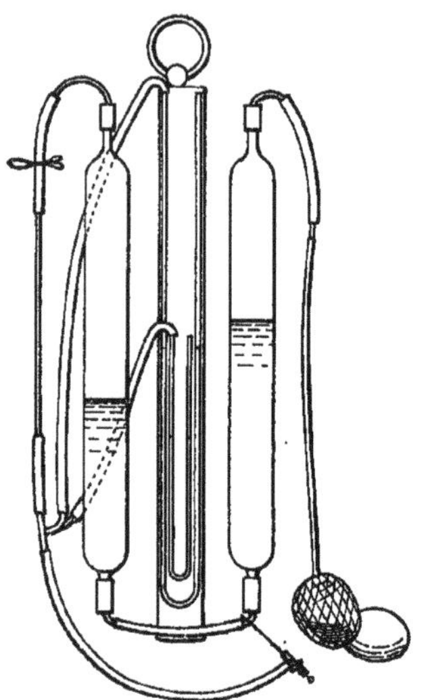

Fig 2. — Appareil de Saugmann.

pression règne dans la cavité pleurale après y avoir intro
duit la quantité de gaz approprié. Cela est impossible avec
les appareils de Forlanini connus jusqu'à ce jour, puisque
ce manomètre y est ainsi placé qu'il ne communique avec
le pertuis de l'aiguille que par l'intermédiaire de la colonne d'azote (et du liquide antiseptique). Ainsi, on de-

meure dans la plus complète ignorance, aussi bien de la pression intra-pleurale au début, que de l'état de la pression dans la cavité pleurale pendant ou après l'insufflation, et certes *la mensuration de la valeur de cette pression est pour nous le pivot de toute la technique.* »

Cette modification mise à part, le dispositif de l'appareil de Saugmann est identique à celui de Forlanini.

*L'aiguille* de Saugmann est une modification du trocart de Potain. La canule en est très mince (n° 3 filière Charrière), mais toutefois avec la lumière la plus large possible ; l'on obtient des garanties suffisantes de solidité par l'emploi d'un acier de première qualité. La pointe est fine et courte. A l'intérieur de cette aiguille, on pourra manœuvrer un mandrin à coaptation parfaite avec les parois de l'aiguille, de façon qu'on puisse le mouvoir à l'intérieur, faisant office de piston pour aspirer de petits caillots ou lambeaux de tissus.

Saugmann se sert également de la seringue de sûreté de Forlanini. Son emploi, comme on va le voir, peut être utile parfois, mais en tout cas devient des plus restreint à côté de celui du manomètre.

*Première injection.* — *La région opératoire* est choisie d'après les données de l'examen physique et radiologique.

Il est extrêmement important de bien la définir. Il n'y a pas de lieu d'élection, mais le point choisi devra avant tout, remplir ces deux conditions : « 1° que la plèvre soit. libre d'adhérences ; 2° que la ponction soit faite à un endroit de la paroi thoracique aussi éloigné que possible de la région malade du poumon pour éviter l'infection rétrograde si par hasard l'aiguille pénétrait dans le poumon.

Saugmann fait au sujet de la *position du malade* une bonne recommandation : « la position du patient doit être telle que l'emplacement choisi occupe la partie la plus haute de la cage thoracique. Ainsi la bulbe gazeuse restera située autour de l'aiguille, ce qui servira pour les prochaines insufflations jusqu'à ce que l'on ait obtenu un pneumothorax complet.»

On aura soin, avant d'introduire l'aiguille, de laisser écouler l'azote de façon à ce que la pression soit à 0 (le niveau du liquide sera donc dans ce même plan dans les deux récipients).

Cette manœuvre aura le double avantage de laisser aspirer l'azote par la plèvre et le pneumothorax, se fera avec douceur, ensuite ce courant préalable d'azote ballaiera les impuretés et asséchera les tuyaux de l'appareil.

On va enfoncer l'aiguille. L'opérateur a alors fermé les robinets qui font communiquer le récipient d'azote et l'aiguille est seule en communication avec les manomètres. L'aiguille est introduite très lentement et avec précautions, *l'opérateur les yeux constamment tournés sur le manomètre.* Ce sont ses oscillations qui vont nous répondre si nous sommes arrivés ou non dans l'espace pleural.

En effet, si après avoir parcouru un demi à trois centimètres de l'épaisseur de la paroi thoracique, l'aiguille y est arrivée, cette épreuve du manomètre va être *négative ou positive.*

*L'épreuve est positive*, « si nous constatons une pression de — 15 centimètres cubes en inspiration et de — 7 en expiration. On ne doit pas se contenter de faibles dépressions,

par exemple : — 2 ou de minimes aspirations comme — 2 à
— 1. On doit enfin rechercher l'apparition des *grandes
oscillations négatives ceractéristiques*, c'est-à-dire celles
que l'on cherche à produire en faisant faire au malade
d'amples mouvements respiratoires. » Si nous obtenons
ces oscillations manométriques, il n'y a pas à en douter,
nous sommes bien dans l'espace pleural et *la plèvre est
libre.*

« Toutefois fait remarquer Saugmann, assez souvent le
changement de pression ne se manifeste pas nettement.
On peut alors, en remuant à plusieurs reprises le stylet,
dégager la lumière de l'aiguille des lambeaux de tissus
et des caillots sanguins et aussitôt voir se produire de
grosses dépressions. »

Devant des oscillations caractéristiques, il ne nous reste
plus qu'à poursuivre l'opération. On ouvre le robinet qui
doit permettre à l'azote d'arriver, et l'on voit l'aspiration
pleurale se produire suivant 5 à 10 centimètres cubes à
chaque inspiration. Mais au bout de quelques instants,
cette aspiration cesse; on pourra alors, à l'aide de la soufflerie de Richardson, comprimer l'azote dans l'appareil, à la
hauteur de 10 à 20 centimètres cubes d'eau, sans aucun danger et l'azote continuera à être introduit. On décidera suivant l'état du malade, ou la hauteur de la pression, d'arrêter l'insufflation en temps opportun.

*Mais l'épreuve du manomètre est négative*, ou du moins
n'est pas concluante, « car on peut voir de très faibles
mouvements du manomètre ou bien une toute petite
pression négative ou positive, sans ou presque sans
oscillations respiratoires ».

A quelles causes lesattribuer ? l'aiguille peut être engorgée, l'aiguille peut être dans des adhérences, dans le poumon, ou enfin dans un vaisseau. Si l'aiguille est engorgée :
aucune oscillation, nettoyage, et l'on recommence l'opération. Si l'aiguille est dans des adhérences ; faible pression négative sans oscillations respiratoires (si elles existent, elles sont très peu marquées) Si l'aiguille est dans le
poumon : oscillations respiratoires plus ou moins nettes,
mais qui évoluent autour de zéro, et la pression moyenne = o.

Si l'aiguille est dans un vaisseau, le manomètre ne
peut rien nous dire.

De tous les cas, les constatations manométriques faites, on
devra faire usage de la seringue de sûreté comme l'a décrit
Forlanini. Toutefois, par crainte de l'embolie gazeuse,
Saugmann, recommande expressément de ne jamais
essayer de pénétrer dans l'espace pleurale directement,
l'aiguille étant en communication avec le réservoir d'azote
sous pression.

Seulement, lorsque l'on aura fait l'épreuve de la seringue de sûreté, et lorsque les oscillations manométriques
indiquées plus haut, nous auront renseigné sur la place
occupée par l'aiguille, si nous sommes certains qu'elle n'est
ni dans un vaisseau, ni dans le poumon, on fixe l'aiguille
dans cette position et on peut ouvrir le robinet d'azote.
Le gaz entrera lorsque l'on aura établi une pression
moyenne dans le récipient d'azote (10 à 30 centimètres
cubes d'eau). Dans des cas isolés et à cause d'échecs successifs, Saugmann avoue avoir fait pénétrer de l'azote
sous pression sans avoir repéré exactement la pointe de

l'aiguille, et avoir réussi un pneumothorax. Cette façon de faire n'est pas à recommander, et mérite en tout cas de grandes précautions.

*La quantité de gaz à injecter* dépend de l'état de la plèvre. Si la plèvre est libre, on peut immédiatement injecter 100 à 300 centimètres cubes, ce qui formera un bon pneumothorax qui rendra la réinsufflation suivante plus aisée. Si au contraire, il y a des adhérences, il sera prudent de ne pas injecter une quantité supérieure à une pression de 7 à 8 centimètres cubes de mercure, car on pourrait créer facilement de l'emphysème.

L'opération terminée, la petite plaie ne demande aucun soin. Toutefois, si la pression établie dans la cavité pleurale dépassait 10 centimètres cubes, il serait bon de faire un peu de compression, avec une petite poire en caoutchouc remplie d'eau.

*Réinsufflations*. — Si un bon pneumothorax est constitué, les réinsufflations sont faciles. Le réservoir d'azote est rempli de gaz, le robinet est fermé et l'aiguille introduite. Même technique que pour la première insufflation. Il faut attendre pour ouvrir le robinet d'azote d'avoir obtenu « les grandes oscillations respiratoires caractéristiques ».

Si la bulle gazeuse est petite, les réinsufflations sont aussi difficiles que la première insufflation et demandent la même manière de procéder.

Au début, Saugmann renouvelle les insufflations tous les jours ou tous les deux jours. « Lorsque le pneumothorax est constitué nous faisons une insufflation le plus souvent tous les trois ou quatre jours, jusqu'à ce que le pneumothorax soit complet, c'est-à-dire que les symptômes classiques perçus par l'auscultation et la radiographie, existent dans tout l'hémithorax, et particulièrement jusqu'à la disparition presque complète des râles. Alors nous continuons les insufflations tous les 8 à 14 jours et plus tard tous les trois ou quatre semaines. L'indication d'une nouvelle insufflation est donnée par l'état du malade et la radioscopie. Mais, c'est surtout la réapparition des râles qui nous guidera, car nous cherchons avant tout à les supprimer ou du moins à les limiter. Leur extension hors de leur zone limité nous fournit l'occasion d'une insufflation. »

C'est sur les données de cet examen, que sera fixé *la durée* du maintien du pneumothorax. Il sera toutefois bon, qu'alors même que nous croyons à la disparition complète du processus tuberculeux, de maintenir encore quelque temps le pneumothorax. Mais les malades pourront vaquer à leurs occupations, venant seulement tous les mois ou tous les deux mois se faire pratiquer une nouvelle injection d'azote qui pourra être poussée jusqu'à 1000 cc., sans qu'ils en soient incommodés.

*La quantité d'azote* à injecter sera également essentiellement variable, et l'opérateur devra l'apprécier lui-même pour chaque injection. Il est à remarquer en effet, que dans la plupart des cas, la pression n'augmente pas en raison du volume du gaz injecté. Saugmann cite un cas ou l'on voyait une forte pression pleurale négative, faire place à une pression positive élevée (30 et 40 cc. d'eau) après l'injection de 100 à 200 cc. de gaz. C'est que dans ce cas, le pneumothorax était partiel et limité par de fortes adhérences et très peu de gaz suffisait pour faire dans cette poche une pression élevée. Par des injections fréquentes, on peut dans des cas semblables, agir sur des adhérences mêmes anciennes et les rompre. Au contraire, si le pneumothorax est total, et si les injections sont bien supportées par le patient, on peut maintenir une pression positive moyenne en allant jusqu'à 500 cc. d'azote.

« La règle générale est de poursuivre très lentement, et peu à peu le pneumothorax et de prévenir toute sensation de malaise pour le malade. »

Nous tenons à présenter là un modèle de canule trocart du à Kjer Petersen. Würtzen l'a adopté à l'hôpital d'Oresund et Saugmann, à part quelques critiques que nous signalons à la suite, la juge comme un bon modèle qui peut rendre quelques services.

Le trocart ressemble du reste, en apparence à l'aiguille de Saugmann. Il a pour but de faciliter lors de la première injection, la recherche directe de l'interstice pleural, il a un calibre n° 3 de la filière Charrière. La pointe est courte mais n'est pas perforée. Son ouverture qui a 2 centimètres de hauteur est latérale, située à un centimètre de la pointe. L'avantage de cette disposition, est que lorsque l'on a introduit cette aiguille à la profondeur convenable, on a bien des chances pour que sa fente coupe l'interstice pleurale en un point quelconque. Ce dispositif ingénieux a malheureusement le tort, comme le fait remarquer Saugmann, de rendre une blessure du poumon presque inévitable, de favoriser la formation de l'emphysème avec de hautes pressions ; enfin de laisser l'opérateur dans l'ignorance absolue de la profondeur à laquelle il a opéré.

***Avantages du procédé de Saugmann.*** — Les modifications apportées par Saugmann à la technique de Forlanini ont rendu celle-ci incontestablement plus sûre et plus simple.

Nous avons vu que Forlanini enfonce son aiguille la laissant en communication avec le réservoir d'azote, après avoir établi dans celui-ci une pression plus ou moins élevée, suivant qu'il compte trouver une plèvre libre ou non. Malgré les précautions dont il s'entoure, Saugmann pense et nous nous y rallions pleinement, que ceci laisse courir le risque de produire une embolie gazeuse. Tandis que par l'emploi du manomètre, avant que la plus petite quantité d'azote se soit échappée, nous serons renseigné sur la situation occupée par la pointe de l'aiguille. L'emploi dans les cas difficiles de la seringue de sûreté n'en reste pas moins un bon procédé, à condition d'y adjoindre l'emploi du manomètre. Ce sera aussi à l'occasion des réinsufflations que celui-ci apportera par son seul emploi une simplification appréciable.

Le procédé de Saugmann offre encore tous les avantages de nous donner tous les renseignements que l'on peut tirer du manomètre au cours du traitement et que nous avons signalé au début de sa technique.

Reste à savoir si l'emploi d'une canule pointue constitue un danger ? Brauer et les partisans du procédé par incision l'affirment. C'est ce que nous allons exposer dans le chapitre suivant.

## § 2. — **Méthode par incision.**

### Technique de Brauer

*Appareil.* — On peut y distinguer trois parties : un flacon à déplacement, le flacon réservoir pour l'azote, enfin deux manomètres.

Dans cet appareil, le flacon à déplacement a remplacé la soufflerie de Richardson de l'appareil de Forlanini. Il servira grâce à l'aide du liquide antiseptique qu'il contient, à établir par ses déplacements, une pression plus ou moins élévée dans le réservoir d'azote.

Le flacon réservoir d'azote contient 2000 cc. et est relié d'une part aux manomètres, de l'autre au tuyau qui va amener l'azote dans la plèvre par un robinet à 3 voies. Ce robinet n'a pas été placé pour le même but que celui dont parle Forlanini. Il servira à mettre les manomètres seuls en communication avec l'espace pleural, ou encore à permettre la communication avec le réservoir d'azote, l'espace pleural et les manomètres de façon à ce que la pression intra-pleurale reste constamment sous les yeux de l'opérateur au cours des insufflations.

Quant aux deux manomètres, l'un est à eau et l'autre à mercure. Un dispositif spécial dû au Pr Cloetta, permet d'employer l'un ou l'autre à volonté. La raison du manomètre à mercure est dans la crainte que l'apparition de fortes oscillations rende le manomètre à eau insuffisant.

Signalons en passant, l'avantage qu'il présente sur les autres appareils, de permettre en cas de besoin, l'aspiration de l'azote insuflé dans la cavité pleurale, sans avoir recours à un nouvel appareil. Il suffit pour cela d'abaisser le flacon à déplacement, et l'azote repassera de la plèvre dans le flacon-réservoir.

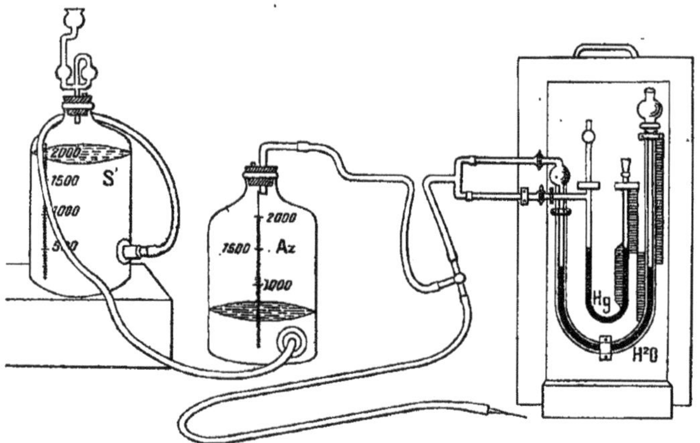

FIG. 3. — Appareil de Brauer.

**1$^{re}$ Insufflation.** — Elle a uniquement pour but de constituer dans la cavité pleurale une bulle gazeuse suffisante pour que les réinsufflations suivantes puissent se faire sans danger.

« Une demi-heure avant le début de l'intervention, injection sous-cutanée de morphine (en général 0 gr. 015). On peut aussi bien opérer sur le lit que sur la table d'opération. Celle-ci est plus commode pour le patient et pour le médecin et offre plus de garanties d'asepsie en général. »

*Position du malade.* — « Le patient est couché sur le côté sain avec le haut du corps un peu relevé. Sous ce côté on place un large coussin pour faire bomber le côté malade. Les côtes doivent être écartées le plus possible, car il est plus difficile de passer dans les espaces intercostaux si le côté du thorax est concave. Le bras relevé, on rase et on désinfecte soigneusement le côté malade.

« Bien entendu il faut veiller à une rigoureuse asepsie et ne pas oublier qu'il s'agit d'ouvrir nne cavité naturelle, il importe surtout que le matériel à sutures soit irréprochable surtout pour la suture musculaire. Lorsque le patient est suffisamment couvert de linges stériles on fait l'anesthésie locale soit avec la solution de Schleich à 1/2 ou 2 0/0 de novocaïne, soit avec une préparation analogue. Chez les patients très sensibles on peut masquer la première piqûre au chlorure d'éthyle. On ne doit pas couper avec le bistouri avant que l'anesthésie ne soit complète; il faut que le patient se tienne tranquille et supporte autant que possible l'intervention sans douleur. »

*Lieu de l'incision.* — « Il n'y a pas de lieu d'élection ; dans les 5e et 7e espaces intercostaux, on est peu gêné par les masses musculaires. Toutefois il est préférable de s'en remettre à la radiographie et à l'examen physique qui nous renseigneront plus sûrement sur des endroits libres d'adhérences. »

*Incision.*— « On incise ensuite la peau et le tissu adipeux, et après l'hémostase soigneuse de cette petite plaie de 5 à 7 centimètres de longueur au maximum on continue l'incision. Tamponnement s'il y a lieu des petites hémorragies qui pourraient se produire, on découvre bientôt l'aponévrose externe recouvrant les muscles intercostaux. On écarte alors les muscles de la paroi thoracique.

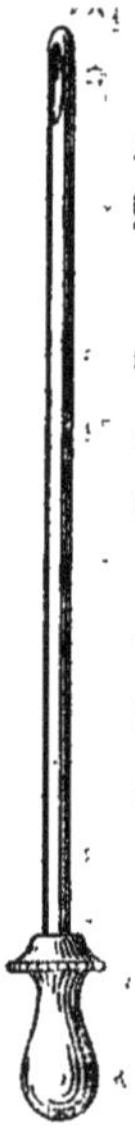

« Nouvelle injection de novocaïne sous l'aponévrose des muscles intercostaux, on attend 4 à 5 minutes et on incise cette aponévrose sur environ 2 centimètres de longueur. Alors les muscles intercostaux apparaissent à découvert. Il ne faut pas les sectionner au bistouri, mais passer au travers avec une pointe mousse : on enfoncera donc une étroite pince de Cowper ou une pince à disséquer un peu large, avec laquelle on écartera les muscles et on placera un étroit écarteur. L'assistant à l'aide de cet écarteur écarte les muscles intercostaux, et explore prudemment, on voit alors la plèvre costale sur la largeur d'un ongle. L'exploration sera facilitée par l'éclairage artificiel produit par une lampe frontale, on peut alors se convaincre par l'inspection de l'état de la plèvre et du poumon sous-jacent, on voit si la plèvre est épaissie ou nettement transparente, on juge l'apparence du poumon et la facilité de son déplacement respiratoire. Il ne faudra pas ouvrir cette plèvre au bistouri, mais la rompre avec une canule mousse, (*Fig. 4*). L'extrémité de cette canule est pleine et

Fig. 4.

porte une ouverture latérale qui s'étend jusqu'à son extrémité, de telle sorte que l'on puisse y faire passer une fine
sonde élastique par exemple un catheter uréthral. Après
l'ouverture de la plèvre, si l'espace pleural est libre, on
observera l'entrée d'un peu d'air; ceci est à souhaiter et
nous montre que le but est atteint.

Brauer indique alors un deuxième procédé, un peu
simplifié, mais dont on ne peut se permettre l'emploi que
si l'on est certain de rencontrer un espace pleural libre.

Après l'incision de l'aponévrose des muscles intercostaux, on récline les muscles intercostaux avec la pince de
de Cowper, et l'on pénètre dans cet espace avec un stylet
mousse. On perfore alors la plèvre costale avec beaucoup
de facilité. Souvent, du reste, elle se déchire d'elle-même
lorsque l'on enfonce brusquement la pince de Cowper.
Par ce procédé, il est impossible de blesser la plèvre pulmonaire, car il se trouve à côté de la canule un espace suf-
fisant pour permettre l'arrivée de l'air qui provoque la
rétraction du poumon, mais on juge moins bien de l'état de
la plèvre costale.

On couvre alors la place avec des linges mouillés et on
pousse plus profondément la canule. On peut alors avec la
fine sonde élastique introduite dans la canule sonder l'espace pleurale, et se rendre compte des adhérences sur une
longue étendue.

*Si l'espace pleurale est libre*, on introduit par la canule
un tube de durit et on établit la communication avec le
manomètre. On doit alors trouver des oscillations de
pression inférieures à la pression atmosphérique, 6 à 8
millimètres cubes de mercure en inspiration et 0 environ

en expiration. L'ampleur de ces oscillations dépendra du mouvement respiratoire, de l'état d'intégrité de la plèvre, enfin de la grosseur de la bulle d'air formée.

On pourra alors laisser écouler l'azote qu'on aura mis à une température voisine de celle du corps. L'opérateur ayant convenablement placé le robinet à trois voies, surveillera constamment le manomètre pour ne pas créer une pression trop forte mal à propos.

La quantité d'azote à insuffler doit être telle que l'on constitue une bulbe gazeuse suffisante, et facile à retrouver dans la prochaine insufflation. L'attitude du patient est à considérer, mais on peut admettre comme moyenne un demi litre à un litre d'azote.

L'opération terminée, il faut refermer la petite plaie par quelques points de catgut dans les muscles. On aura soin de prendre dans les fils, l'aponévrose externe qui servira de point d'appui. Suture de la peau.

*Mais si l'espace pleural n'est pas libre ?* Dans ce cas, on devra employer une technique plus particulièrement minutieuse.

Le début de l'opération est identique, jusqu'à la découverte de la plèvre costale, qui alors est *opaque*. « Elle peut-être très épaissie et les adhérences de résistance variable ».

1° Si les adhérences sont lâches, et que l'on croit qu'elles peuvent permettre cependant la formation d'un pneumothorax, on devra sonder l'espace pleural à plusieurs reprises avec la canule mousse. On pourra ainsi le reconnaître avec certitude, le vérifier, et si les adhérences ne sont pas trop résistantes, elles pourront se rompre au cours du traitement.

2° Si les adhérences sont très résistantes, et très épaisses, trois éventualités sont à considérer.

*a)* La plèvre est très épaissie, la sonde alors peut rester par erreur au-dessous d'elle, et l'injection d'azote a lieu dans le tissu cellulaire sous-pleural — d'où formation d'emphysème (voir page 18).

*b)* La canule peut traverser la plèvre costale, mais les adhérences résistent; il y a alors formation d'emphysème inter-pleural.

*c)* La canule fortement poussée en avant a pu pénétrer dans le poumon. Mais tous ces accidents pourront être évités, si nous employons avec soin la technique décrite par Brauer. Si l'on a bien vérifié l'état de la plèvre lorsque l'incision l'aura mise à découvert, si le sondage avec la canule mousse est prudemment fait les adhérences ne pourront passer inaperçus. Aussi éviterons-nous les accidents auxquels elles nous exposent. Toutefois, il faut reconnaître que devant des adhérences anciennes et bien organisées, il vaut mieux renoncer à la réalisation du pneumothorax en cet endroit.

*Réinsufflations.* — « On procède à la première réinsufflation suivant l'état du malade, soit le jour qui suit la première intervention, soit quelques jours plus tard. » Brauer se sert alors d'une aiguille à ponction de Frankel, avec embouchure latérale et mandrin. Un mandrin mousse un peu plus long que l'aiguille, peut parfois être utile pour

sonder la cavité dn pneumothorax. Il dispose également
sur le trajet du tuyau qui amène l'azote, un filtre d'ouate
imbibé d'un parfum violent. Ainsi si l'aiguille venait à être
introduite dans le poumon, et que le gaz s'échappe par les
bronches on en serait averti.

L'aiguille est introduite, le robinet d'azote fermé, et l'on
mesure la pression pleurale à l'aide du monomètre. Il est
rare qu'avec le procédé décrit précédemment, on ne réus-
sisse pas, dans les réinsufflations.

*Quelle quantité d'azote injecter ?* « Il faut pour chaque
cas, procéder par tâtonnements. On peut le plus souvent
injecter un litre à un litre et demi dans la première, et
la seconde réinsufflation ; d'autres fois après un demi à
trois quarts de litre, le malade a de l'oppression, et si
l'on va plus loin, apparaît de la dyspnée, et une oppression plus forte ; il faut alors interrompre et procéder par
petites et fréquentes insufflations. »

*Quelle durée* assigner pour ce maintien du pneumothorax ? On devra s'en remettre à l'évolution de la tuberculose, et s'attacher à prévenir ce retour des symptômes
graves, par les injections faites en temps voulu.

**Avantages du procédé par incision.** — « Nous tenons
pour mauvais, dit Brauer, de procéder au début par
ponction parce que même avec les plus grandes précautions et avec une technique subtile, par conséquent
compliquée, on met le malade dans un grand danger. »

Sur quoi se base cette opinion ? Grâce aux expériences
qu'il a faites sur les chiens, Brauer a pu se rendre compte
qu'il est impossible « de constituer un pneumothorax par

la méthode par ponction, sans blesser la plèvre pulmonaire ». Il cite à ce sujet O. Bruns qui a fait des recherches également sur cette question. Celui-ci a toujours trouvé à la suite de l'emploi de la ponction une petite blessure du poumon. Si cette blessure est petite, elle n'a pas d'importance sur un poumon sain. On conçoit qu'il n'en est plus ainsi, si elle a lieu sur un poumon tuberculeux. Il faut de plus songer au danger de l'embolie gazeuse et à ses suites mortelles.

La méthode par incision au contraire nous présente les avantages suivants :

1° L'examen direct de l'état de la plèvre et de la mobilité du poumon;

2° Certitude absolue de ne pas blesser le poumon. Celle-ci vient, non de l'emploi de la canule mousse, mais bien plutôt parce que, grâce à ce procédé, on permet l'entrée de l'air dans l'espace pleural, par là déchirure produite par la canule sur la plèvre pariétale; et qu'il s'en suit immédiatement un affaissement subit du poumon;

3° Exploration de l'espace pleural avec la sonde molle.

---

### Technique de Tuffier

En 1891, Tuffier décrivit le procédé suivant lorsque l'on se trouve en présence d'adhérences pleurales étendues qui rendent incertaine la réalisation du pneumothorax : Incision « selon le procédé de Brauer, Arrivé sur la plèvre reconnue adhérente, on pratique le *décollement pleuro-pariétal* dans toute l'étendue des lésions faciles à reconnaître par leur induration. Dès que le décollement est pratiqué, le poumon se rétracte dans toute la région décollée et un pneumothorax extra pleural est constitué. Les intercostaux sont recousus et la plaie fermée sans drainage. Les jours suivants la radiographie permet de suivre la marche de ce pneumothorax et de remplacer par ponction l'air par de l'azote, aussi souvent qu'il est nécessaire. Ce procédé employé trois fois, donne exactement les mêmes résultats que le pneumothorax pleural. Chute de la fièvre, diminution de l'expectoration ».

---

### § 3. – **Méthode par ponction modifiée**.

#### **Technique de Küss**.

Le Dr Küss a bien voulu nous décrire la technique dont il se sert au Sanatorium d'Angicourt, on la trouvera reproduite ici intégralement. Qu'il nous soit permis de lui témoigner ici toute notre reconnaissance pour son aimable communication.

« *Appareil*. — Comme la plupart des appareils en usage pour le pneumothorax artificiel, il comprend un système qui permet de chasser l'azote par déplacement d'eau, mais il se caractérise par les particularités suivantes, ayant toutes pour but de rendre l'injection plus méthodique et plus précise ;

« Tandis que les appareils de Forlanini et de Saugman ne peuvent donner que des pressions positives, le nôtre donne, à volonté et sans aucune difficulté, *toutes les pres-*

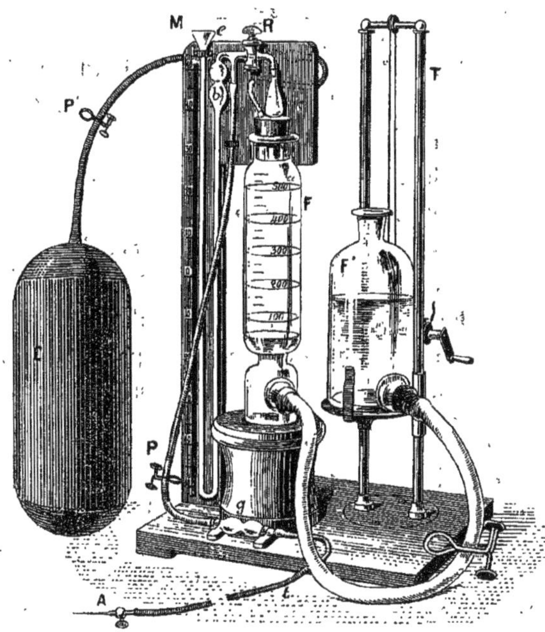

Fig. 5. — Appareil de Küss.

Fig. 5. — Appareil pour les injections intra-pleurales d'azote
C, sac de caoutchouc de 5 litres, qu'on remplit au préalable d'azote.

F et F'. Flacons en communication l'un avec l'autre par un large tube de caoutchouc. Le flacon F fixe est gradué (de 0 à 550 centimètres cubes, une division tous les 25 centimètres cubes) et sert de flacon mesureur. Le flacon F' mobile, de 1 litre de capacité sert à refouler par déplacement d'eau (solution de sublimé de 1/1000) l'azote contenu en F en ouvrant le robinet R ou à faire pénétrer dans le flacon F l'azote du sac C en ouvrant la pince P' et en fermant R.

g. Filtre stérilisé de coton pour filtrer l'azote.

t. Tube de caoutchouc, stérilisé par ébulition à chaque injection, solidement fixé soit à un ajutage à robinet A qui porte l'aiguille, soit au trocart spécial. Un support de cuivre (non représenté), stérilisable, permet de fixer l'ajutage en attendant la ponction.

M. Manomètre à eau, permettant de mesurer toutes les pressions négatives qui peuvent se produire ou des pressions positives allant jusqu'à 48 centimètres d'eau : l'une des branches est munie de deux boules de sureté b, pour empêcher les projections du liquide, l'autre branche, d'un entonnoir e pour le remplissage du manomètre jusqu'au zéro : une fenêtre est ménagée le long de la grande branche du manomètre, de sorte que les lectures manométriques peuvent être faites à la fois par l'opérateur placé en face de l'appareil, et par l'aide qui est placé de l'autre côté de l'appareil.

R. Quand le robinet R est fermé, l'aiguille n'est en communication qu'avec le manomètre, et on peut alors remplir à nouveau le flacon F d'azote, tout en observant les variations extrêmes de la pression intra-pleurale. Quand le robinet R est ouvert, l'aiguille est en communication à la fois avec le manomètre et avec le flacon F.

T. Treuil permettant d'élever le flacon F à la hauteur voulue par petits déplacements successifs, et de le ramener ensuite d'un seul coup au bas de la course.

*sions négatives utiles* ; or, non-seulement il est parfois utile d'enlever de l'azote de la cavité pleurale quand on a en injecté une quantité trop considérable, mais on a toujours avantage à laisser le malade aspirer lui-même l'azote par ses mouvements inspirateurs ; aussi, quand la pression intrapleurale est inférieure à la pression atmosphérique, plaçons-nous le niveau F' à une certaine distance au-dessous du niveau F ; l'injection intrapleurale d'azote se fait ainsi en dépression (avec une différence de pression que l'on règle dans chaque cas comme il convient);

« 2° Tandis que les appareils de Murphy et de Brauer sont formés de larges flacons de 2 litres, lourds, difficiles à manier, que, par conséquent, on déplace peu et où l'écoulement de quelques centimètres cubes de liquide est impossible à apprécier, le flacon F' est *aisément mobilisable* et le flacon F de faible diamètre permet d'*observer très exactement* l'écoulement de l'azote ; on peut donc, à tout moment, A) produire la pression positive ou négative qu'on désire, B) savoir d'une manière précise si l'azote s'écoule, et avec quelle vitesse ;

« 3° *Le système des deux flacons F F' constitue un manomètre en U* dont les indications sont beaucoup plus utiles que celles du manomètre M : il permet de mesurer, en effet, pendant l'injection la pression intra-pleurale moyenne que le manomètre M n'indique pas ou indique mal et qui est la seule intéressante à reconnaître pendant l'injection. A cet effet, on place le flacon F' à une hauteur telle que l'équilibre de pression s'établisse entre la cavité pleurale et le flacon F, c'est-à-dire qu'on produit la pression suffi-

sante pour que le niveau du liquide en F ne s'élève ni ne
s'abaisse (abstraction faite des petites oscillations dues
aux mouvements respiratoires). — A ce moment, on mesure avec une règle mobile la distance verticale qui sépare
les niveaux du liquide en F et en F'. C'est la pression
intrapleurale moyenne, qui souvent est très différente de
la moyenne arithmétique entre les deux pressions extrêmes, inspiratoire et expiratoire indiquées par le manomètre M.

« Il est extrêmement utile de noter à la fin de chaque
injection d'azote la pression moyenne intrapleurale (en
attendant quelques minutes pour que le poumon ait pu
subir plus complètement l'influence de la pression trans-
mise). — Dès lors, si l'observation du malade et l'examen
radioscopique dans l'intervalle des ponctions, montrent
que cette pression a été bien supportée, on pourra, à l'injection suivante, augmenter la pression moyenne de 1,
2 centimètres (ou davantage), selon les cas ; on comprime
ainsi le poumon d'une manière méthodique progressivement ;

« 4° En disposant F' à une hauteur telle que la différence
des niveaux F F' reste constamment un peu supérieure à
la pression intrapleurale moyenne, *l'injection se fait sans
à-coup, très régulièrement,* seulement pendant les phases
inspiratoires, *et pendant toute la durée de l'injection les
mouvements du liquide dans le flacon F reproduisent fidè-
lement les mouvements respiratoires du malade ;* en observant constamment ces « mouvements respiratoires du
liquide », on est absolument à l'abri des embolies mortelles qui se sont produites plusieurs fois à l'étranger

quand, au cours de l'injection d'azote, l'aiguille est venue embrocher le poumon à l'insu de l'opérateur. En effet, ces ascensions rythmées, légèrement oscillantes, du niveau du liquide indiquent avec certitude que la pointe de l'aiguille est dans la cavité pleurale et que tout marche bien ;

« 5° Ces avantages de fonctionnement nécessitent une faible capacité du flacon mesureur ; mais cela n'offre aucun inconvénient puisque, au cours de l'opération on peut en quelques instants *remplir à nouveau* d'azote le flacon F aux dépens du sac C ;

« 6° Le *treuil T* n'est pas indispensable, car on peut faire élever le flacon F' lentement et progressivement par un aide ; mais, comme l'injection peut durer nn quart d'heure ou davantage, on a intérêt à se servir d'un treuil muni d'une roue à rochet qui rend la manœuvre de l'appareil beaucoup plus commode et plus précise.

« 7° Ainsi que l'ont montré Murphy, Brauer, Saugman, le *manomètre* doit être en communication non pas avec le flacon F', comme le prétend Forlanini, mais à la fois avec le flacon F F' et avec le tube qui aboutit à la plèvre ; ainsi, au moment de la pénétration de l'aiguille dans la plèvre, le manomètre renseigne immédiatement sur la dépression pleurale et sur les oscillations de la pression pleurale. D'ailleurs, nous jugeons inutile d'employer à la fois un manomètre à eau et un manomàtre à mercure.

« Le manomètre M sert aussi à vérifier, avant la ponction, l'étanchéité des tubes de caoutchouc et la perméabilité de l'aiguille. Pour cela, il suffit de produire une pression de

20 à 30 cent. dans le flacon F et dans le manomètre M, puis de séparer celui-ci du flacon par la fermeture du robinet R. La moindre fuite à l'appareil se traduit alors immédiatement par la descente plus ou moins rapide de la colonne d'eau.

« 6° Enfin, avec la canule spéciale destinée aux premières injections, le manomètre M forme une véritable *seringue hydraulique*, comme l'indique la légende de la fig. 6.

« ***Première injection***, nous employons au lieu d'une aiguille, une *canule spéciale, munie d'un trocart acéré, d'un mandrin mousse et d'un index de verre* (fig. 6). Nous avons constaté, sur des chiens de forte taille endormis, qu'on peut, à l'aide de cet instrument, injecter de l'air dans une plèvre saine *sans blesser le poumon* ; toutefois, l'extrémité de l'instrument détermine toujours, au point de pénétration, une petite contusion insignifiante du poumon, superficielle et punctiforme, sans blessure proprement dite, et qui, même sur un poumon malade, ne peut produire aucun dommage.

« Pour la première ponction, voici comment nous procédons : l'anesthésie étant faite avec la cocaïne pour la région profonde, avec le chlorure d'éthyle pour la peau (la boule d'œdème de la cocaïne serait gênante pour la ponction), la canule, munie du trocart acéré, est dirigée vers le *bord supérieur de la côte*, qu'il faut heurter et reconnaître, c'est un repère indispensable qu'on ne doit plus quitter tout en le contournant ; dès qu'on est arrivé sur le muscle intercostal externe, ce dont on est averti par une résistance assez grande, on substitue au trocart le mandrin mousse,

et on franchit successivement le muscle intercostal externe
et le muscle intercostal interne ; au contact de la côte, on

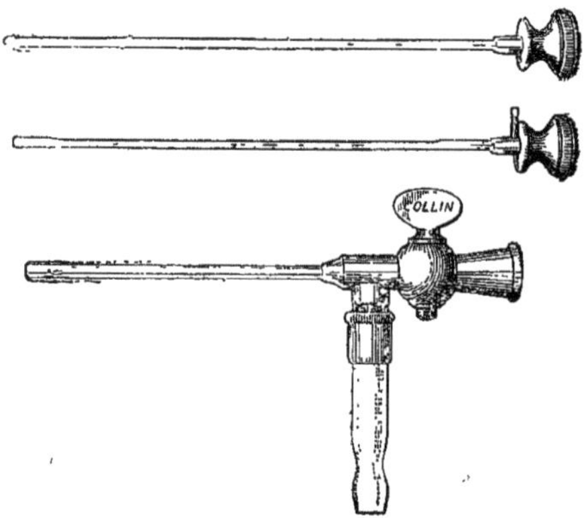

FIG. 6.— Canule du Dr Küss pour la 1re injection d'azote dans la plèvre
(Grandeur naturelle).

*La canule* a un diamètre de 1 millim. 1/2 : près de son orifice terminal, elle
présente un œil latéral.

*Le trocart acéré* a 1 millim. 1 de diamètre.

*Le mandrin mousse* obture complètement l'extrémité de la canule, mais sur
presque toute sa longueur il présente un méplat qui forme, avec la canule, un
petit canal faisant communiquer l'œil latéral de la canule avec l'ajutage ap-
portant l'azote. En tournant le mandrin d'un demi-tour sur lui-même, on ferme
la communication de ce canal avec l'œil de la canule.

*L'ajutage latéral en verre* reçoit le tube d'azote *t* de la figure 1. Quand le
robinet de la canule est fermé, et que l'extrémité de l'instrument est dans la
paroi thoracique, il est facile de convertir cet index de verre en « seringue de
sûreté » de Forlarini, en établissant une dépression de 10 à 15 centimètres dans
le tube *b* du manomètre : qu'il vienne du sang ou de l'air, on en sera immédiatement averti ; ce dispositif a, sur la seringue de sûreté de Forlarini, l'avantage de ne nécessiter de la part de l'opérateur aucun mouvement pour l'aspiration d'essai ; la manœuvre est faite entièrement par un aide, et l'opérateur
évite à coup sûr de déplacer l'extrémité de l'instrument en faisant un effort.
Enfin on peut être averti qu'on est entré dans un vaisseau ou dans le parenchyme pulmonaire par l'arrivée du sang dans l'index même sans avoir fait la
moindre aspiration.

a très nettement la sensation de deux membranes résistantes qui cèdent sous la pression ; à ce moment, l'extrémité de l'instrument est tantôt dans la cavité pleurale, ce dont on est prévenu par une forte dépression et par les oscillations du manomètre, tantôt sous la plèvre : on peut alors enlever le mandrin et chercher a traverser la plèvre doucement avec la canule en inclinant celle-ci à 45 degrés. S'il n'y a pas d'adhérences, on pénètre facilement dans la plèvre ; quand la position de l'extrémité de l'instrument, par rapport à la côte, indique qu'on est au niveau de la plèvre et que le manomètre ne subit que des oscillations insignifiantes, il faut aller très prudemment et chercher à savoir si on est sous une plèvre épaissie (que l'instrument parfois repousse assez loin devant lui), dans des adhérences pleurales qu'on peut essayer de décoller, ou dans le poumon ; on se guidera d'après la notion de la profondeur à laquelle on se trouve, et d'après les *indications du manomètre* et de la *seringue hydraulique d'aspiration*.

« *Réinsufflations.* — Quand une première bulle gazeuse, de 400 à 500 centimètres cubes, a été faite à la première injection, la *suite du traitement* est généralement facile (1) ; encore est-il nécessaire de procéder avec une extrême prudence tant que le poumon est très voisin de la paroi ; nous préférons employer dans ce cas, la canule à mandrin mousse et ne recourir à l'aiguille qu'au moment où le poumon est franchement décollé. »

(1) Mais c'est un traitement laborieux et assujettissant en raison de la nécessité, surtout au début du traitement, de renouveler fréquemment l'azote qui se résorbe avec une assez grande rapidité, variable suivant les cas.

# CHAPITRE III

## RÉSULTATS

De nombreuses statistiques ont été publiées depuis quelques années, et nous ne les reproduirons point ici, car nous croyons que ce serait tomber dans des redites inutiles. Le lecteur pourra se reporter à l'article de Lenormand et Lew, ou sont exposés en détail ces documents intéressants.

Mais d'autre part, nous ne voudrions pas passer sous silence la statistique très importante de Lucius Spengler, chirurgien en chef du sanatorium Schattzalp-Davos, puisqu'elle porte sur 40 cas traités par lui-même et pas encore publiés en France. Nous tenons ici à le remercier d'avoir bien voulu nous l'adresser.

Il divise ces 40 cas en 5 groupes, suivant les succès qu'il a obtenu :

*Groupe I.* — 18 cas, 45 %, très bon résultat.

Dans 9 cas, le pneumothorax existe depuis 6 mois à 1 an 1/2.

Dans 9 cas, malades en cours de traitement.

Dans ces 18 cas, l'état est excellent et ne va qu'en s'améliorant.

(1) *Revue de la tuberculose*, n° 1, février 1905.

*Groupe II.* — 7 cas, 17 1/2 0/0, résultat bon.

Dans 4 cas, phtisies graves évolutrices, le traitement de ces malades est terminé depuis 4 à 12 mois.

Dans 3 cas, présence d'adhérences, compression incomplète du poumon.

Ces deux premiers groupes fait remarquer L. Spengler comprennent 25 de nos 40 cas, ce qui donne 62 0/0 de résultats bons et très bons pour notre statistique globale.

*Groupe III.* — 6 cas, 15 0/0, résultat médiocre.

Dans un cas, grosse caverne.

Dans 5 cas, adhérences qui arrêtent la marche du traitement et retardent l'amélioration. Etat général cependant amélioré.

*Groupe IV.* — 6 cas, 15 0/0, succès momentané.

Ces 6 cas étaient des phtisies à forme grave aux adhérences solides et grosses cavernes. 2 morts

*Groupe V.* — 3 cas, 7 1/2 0/0, insuccès.

Dans un cas : tuberculose grave à marche aiguë.

Dans un cas: phtisie avancée. Mort par aggravation des lésions du poumon opposé.

Dans un cas: mort pendant une réinsufflation faite par L. Spengler lui-même. (Voir Obs. IV.)

*Résumé des observations des six malades actuellement en
traitement au Sanatorium Villemin.*

Dues à l'obligeance du D^r Duballen Assistant.

### Observation I.

*K... 30 ans.* — Tuberculose fibro-caséeuse du lobe supérieur
droit à marche progressive avec tachycardie, expectoration abon-
dante à nombreux bacilles, mauvais état général. Hémoptysies fréquentes et très abondantes. Aucune amélioration au bout de 20 mois
de cure au sanatorium. Evolution progressive.

*Pneumothorax artificiel* depuis le 30 décembre 1909. Pneumothorax
complet à droite avec petite adhérence gênant peu le collapsus du
poumon.

Bon état actuel : expectoration très diminuée, mais toujours ouverte
tachycardie en partie supprimée. Essoufflement très minime. Bon
état général.

Le processus de fonte paraît complètement arrêté : une seule
hémoptysie depuis le début du pneumothorax, immédiatement arrêtée par une insufflation d'azote.

### Observation II.

*V... 27 ans.* — Tuberculose fibro caséeuse du poumon gauche à
marche progressive de plus en plus grave, malgré le traitement
sanatorial strictement suivi depuis 6 mois avec expectoration abon-
dante et épaisse, contenant des bacilles peu nombreux. Mais état
général mauvais et tachycardie. Etat fébriculaire constant.

*Pneumothorax artificiel* depuis le 6 décembre 1909. Pneumothorax gauche partiel, par suite d'une large adhérence retenant le poumon
collé à la paroi environ vers la partie moyenne de sa face externe,
d'où collapsus pulmonaire incomplet. (On a dû monter à une pression de 40 cm. d'eau sans parvenir à décoller cette adhérence).

Malgré l'insuffisance du collapsus du poumon malade, amélioration remarquable de l'état général; le malade demeure cependant fragile et crache abondamment avec encore par internittences de courtes poussées fébriles et fébriculaires.

### Observation III.

*J...* 18 *ans.* — Tuberculose fibro-caséeuse ancienne du sommet du poumon gauche, au cours de laquelle, en novembre et décembre 1909, et janvier 1910, poussée grave et étendue pleuro-pulmonaire gauche, compliquée d'un épanchement pleural abondant. Fièvre élevée pendant 1 mois 1/2, puis état subfébrile; très mauvais état général. Toux fréquente. Crachats abondants.

*Le 11 décembre 1909* : on évacue une partie du liquide pleural que l'on remplace par une quantité équivalente d'azote ; et on fait une série d'insufflations pour compléter le collapsus du poumon malade, déjà produit en partie par le liquide. Petit à petit l'état du malade s'améliore, bien que l'épanchement persiste. Le collapsus pulmonaire est complet.

On interrompt le traitement, qui se continue en quelque sorte spontanément, le liquide pleural maintenant dans la cavité pleurale la tension nécessaire à l'affaissement du poumon.

Actuellement, très bon état général, toux minime, expectoration presque nulle, température normale, mais l'essoufflement persiste.

Le malade est très résistant et peut aller et venir sans gêne.

### Observation IV.

*B...* 16 *ans* 1/2. — Tuberculose fibro-caséeuse à marche rapide localisée au lobe supérieur droit avec très mauvais état général, tachycardie accentuée, essoufflement considérable. Toux et expectoration nulles.

Pneumothorax artificiel le 14 mars 1910. — Pneumothorax complet.

Actuellement, excellent résultat. Très bon état général. Le malade est parfaitement ingambe malgré son pneumothorax. La tachycardie a à peu près disparu, l'essoufflement est insignifiant. Le processus de fonte du lobe supérieur droit paraît complètement arrêté ; on ne perçoit plus aucun râle à l'auscultation. Toux et expectoration nulles.

## Observation V.

*F...* 18 *ans* 1/2. — Lésion fibro-caséeuse en pleine évolution rapide des 2/3 supérieurs du poumon gauche avec matité et râles humides nombreux, cavernule du sommet. Mauvais état général et tachycardie, peu de toux et de crachats.

*Pneumothorax artificiel*, le 10 juillet 1909. — Pneumothorax gauche complet.

Actuellement état excellent. Toux et crachats nuls ; aucun essoufflement même pour la marche rapide. La tachycardie a disparu.

L'évolution paraît complètement arrêtée ; il n'y a plus trace de râles à l'auscultation.

Le malade va et vient comme s'il était en parfaite santé.

## Observation VI.

*L...* 29 *ans* 1/2. — Grosse caverne du sommet droit et bronchopneumonie aigüe en fonte caséeuse de toute la partie sous-jacente du poumon droit. Evolution rapide, très mauvais état général, tachycardie, dyspnée d'effort. Fièvre constante à grandes oscillations. Toux fréquente, crachats abondants.

*Pneumothorax artificiel*, le 30 avril 1910. Pneumothorax partiel enkysté de la base droite, par adhérence large de la partie moyenne du poumon. Formation d'un épanchement progressivement croissant de la plèvre intéressée.

Actuellement l'état général du malade demeure très médiocre, mais cependant bien moins mauvais . toux minime, crachats presque insignifiants. La marche de la maladie, fatalement progressive et qui semblait devoir être rapidement mortelle, a été en grande partie enrayée. La défervescence n'est pas encore obtenue ; mais à la fièvre élevée, sans rémission, du début, a succédé un état fébriculaire (37°2 au réveil, 38° à 38°2 à 5 h. du soir) qui permet au malade de s'alimenter convenablement.

CONCLUSIONS GÉNÉRALES

———

1° D'après les auteurs la méthode du pneumothorax
artificiel donne de bons résultats dans les tuberculoses,
graves, unilatérales, au-dessus des ressources de la thérapeutique. Elle est à employer.

2° Les dangers de cette méthode peuvent être évités
généralement par l'emploi d'une bonne technique.

3° Malgré les objections faites à la méthode de l'injection pleurale par ponction, la grande majorité des auteurs
se range à cette technique qui, employée avec les précautions nécessaires, nous met à l'abri des deux accidents
graves à redouter : l'embolie gazeuse et l'emphysème du
médiastin.

4° La technique de Brauer (par incision) devra être
réservée pour des cas spéciaux.

———

# BIBLIOGRAPHIE


**Brauer**. — Der therapeutische Pneumothorax. *Deut. med. Woch.* 1906, 26 avril.

**Brauer**. — Die Behandlung der einseitigen Lungenphtisis mit kunstlichem Pneumothorax. *Münch. med. Woch.*, 1906.

**Brauer**. — XXI<sup>e</sup> *Congrès de chirurgie*. Paris, octobre 1908.

**Brauer et L. Spengler**. — *Beitrage zur Klinik der Tuberculose und spezifischen Tuberkulose, Forschung*, page 419. Band XII. Heft I. Sonderabdruck, 1909.

**Dessirier**. — *Pneumothorax et tuberculose pulmonaire*. Thèse de Lyon, 19 novembre 1908.

**Dumarest**. — Du pneumothorax chirurgical dans le traitement de la phtisie pulmonaire. *Bulletin médical*, 10 février 1909.

**Forlanini**. — A contribuzione della terapia chirurgica della tisi. Ablazione del polmone? Pneumothorace artificiale ? *Gazzetta degli Ospedali*, 1882.

**Forlanini**. — Primo caso di tisi polmonare monolaterale avanzata curato felicemente col pneumothorace artificiale. *Gazetta medical de Turino*, 1895.

**Forlanini**. — Zur Behandlung der Lungenschwindsucht durch Künstlich erzeugten Pneumothorax. *Deut. med. Woch.*, 1906, n° 35.

**Forlanini**. — Cura della tisi polmonare col pneumothorace prodotto artificialmente. Deux conférences à l'Association sanitaire de Milan, 1907. *Gazetta med. Italiana*, 1907-1908.

**Forlanini**. — Die Indikationen und die Technik der künstlichen Pneumothorax bei der Behandlung der Lungenschwindsucht. *Therapie der Gegenwart*, novembre 1908.

**Graetz.** — Der Einfluss des künstlichen Pneumothorax auf die Tuberkulöselunge. *Beitrage zur Klinik der Tuberculose*, p. 249, 1908.

**G. Küss.** — La technique et les résultats immédiats du Pneumothorax artificiel dans ses formes avancées unilatérales de tuberculose pulmonaire. In *Bulletin et mémoires de la société médicale des hopitaur de Paris*, Séance du 22 juillet 1910. Communication à la séance du 17 juin 1910.

**Lemke.** — Pulmonary tuberculosis treated with nitrogen injections. *Journal of the American Ass.* 1899.

**Lenormant (Ch.) et Lew (H.).** — Trait. chirurgical de la tuberculose pulmonaire. *Revue de la tuberculose*, n° 1, février 1909.

**Lenormant (Ch.).** — *Journal de chirurgie*, janvier 1909.

**Muralt (V.).** — Die Behandlung schwerer einseitiger Lungentuberkulose mit künstlicher Pneumothorax. (Aus dem Sanatorium Davos-Dorf) *Münch. med. Woch*, 14 et 21 décembre 1909.

**Potain.** — *Bulletin de l'Académie de Médecine.* 24 avril 1888.

**Saugmann et Beztrup Hansen.** — Klinische Erfahrungen uber die Behandlung der Lungentuberkulose mittelst künstlichen Pneumothoraxbildung. *Beitrage zur Klinik der Tuberculose.* Bd. XV. Heft 3, 1910.

**Spengler (L.).** — Der Ablauf der Lungentuberkulose unter dem Enflusse der kunstlichem Pneumothorax. Separatabdruck aus *Correspondenz. Blatt für Schweizer Aerzte*, 1909, n° 23.

**Tuffier et Martin.** — *Traitement chirurgical de la tuberculose pulmonaire.* (Monographies cliniques), n° 59, 18 mars 1910.

**Wurtzén et Kjer Petersen.** — Traitement de la tuberculose pulmonaire par le pneumothorax artificiel. *Revue internationale de la tuberculose*, novembre 1909.

# TABLE DES MATIÈRES

Le Mans. — Imprimerie Monnoyer

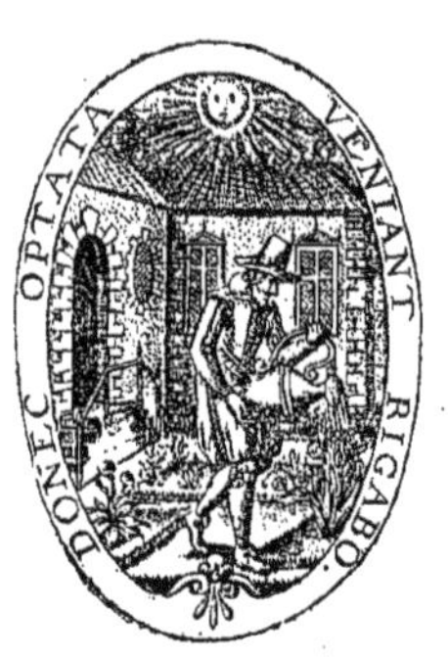

OPTATA VENIANT RIGABO DONEC